线装国学经典

本草纲目

第四册

〔明〕李时珍 著

第十三卷 鳞部

鼍龙

（《本经》中品）

【释名】鮀鱼本经。土龙〔藏器曰〕本经鮀鱼，合改作鼍。鼍形如龙，声甚可畏。长一丈者，能吐气成云致雨。既是龙类，宜去其鱼。〔时珍曰〕鼍字象其头、腹、足、尾之形，故名。博物志谓之土龙。鮀乃鱼名，非此物也。今依陈氏改正之。

【集解】〔别录曰〕鮀鱼甲生南海池泽，取无时。〔弘景曰〕即鼍甲也，皮可冒鼓。性至难死，沸汤沃口，入腹良久乃剥之。〔藏器曰〕鼍性嗜睡，恒闭目。力至猛，能攻江岸。人于穴中掘之，百人掘，须百人牵之；一人掘，亦一人牵之。不然，终不可出。〔颂曰〕今江湖极多。形似守宫、鲮鲤辈，而长一二丈，背尾俱有鳞甲。夜则鸣吼，舟人畏之。〔时珍曰〕鼍穴极深，渔人以篾缆系饵探之，候其吞钩，徐徐引出。性能横飞，不能上腾。其声如鼓，夜鸣应更，谓之鼍鼓，亦曰鼍更，俚人听之以占雨。其枕莹净，胜于鱼枕。生卵甚多至百，亦自食之。南人珍其肉，以为嫁娶之敬。陆佃云：鼍身具十二生肖肉，惟蛇肉在尾最毒也。

鼍甲

【修治】酥炙，或酒炙用。

【气味】酸，微温。有毒。〔权曰〕甘，平，有小毒。〔日华曰〕无毒。蜀漆为之使。畏芫花、甘遂、狗胆。

【主治】心腹癥瘕，伏坚积聚，寒热，女子小腹阴中相引痛，崩中下血五色，及疮疥死肌。本经。五邪涕泣时惊，腰中重痛，小儿气癃眦溃。别录。小腹气疼及惊恐。孟诜。除血积，妇人带下，百邪魍魉。甄权。疗牙齿疳䘌宣露。日华。杀虫，治瘰疬瘘疮，风顽瘙疥恶疮。炙烧，酒浸服之，功同鳖甲。藏器。治阴疟。时珍。

【发明】〔时珍曰〕鼍甲所主诸证，多属厥阴，其功只在平肝木，治血杀虫也。千金方治风癫，有鼍甲汤。今药肆多悬之。云能辟蠹，亦杀虫之意。

【附方】旧一。肠风痔疾〔颂曰〕用皮及骨烧灰，米饮空心服二钱。甚者，入红鸡冠花、白矾为末和之。

肉

【气味】甘，有小毒。〔颂曰〕肉色似鸡，而发冷气痼疾。〔藏器曰〕梁·周兴嗣嗜此肉，后为鼍所喷，便生恶疮。此物有灵，不食更佳。其涎最毒。〔陶曰〕肉至补益，亦不必食。

【主治】少气吸吸，足不立地。别录。湿气邪气，诸蛊腹内癥瘕，恶疮。藏器。

脂

【主治】摩风及恶疮。张鼎。

肝

【主治】五尸病。用一具炙熟，同蒜齑食。肘后。

守宫

（《纲目》）

【释名】壁宫苏恭。壁虎时珍。蝎虎苏恭。蝘蜓音偃殄。〔弘景曰〕蝘蜓喜缘篱壁间，以朱饲之，满三斤杀，干末以涂女人身，有交接事便脱，不尔如赤志，故名守宫。而蜥蜴亦名守宫，殊难分别。按东方朔云『若非守宫则蜥蜴』是矣。〔恭曰〕蝘蜓又名蝎虎，以其常在屋壁，故名守宫，亦名壁宫。饲朱点妇人，谬说也。〔时珍曰〕守宫善捕蝎、蝇，故得虎名。春秋考异邮云：守宫食虿，土胜水也。点臂之说，淮南万毕术、张华博物志、彭乘墨客挥犀，皆有其法，大抵不真。恐别有术，今不传矣。扬雄方言云：秦、晋、西夏谓之守宫，亦曰蚰蠦，南阳人呼为蝘蜓，在泽中者谓之蜥蜴，楚人谓之蛛螈。

【集解】〔时珍曰〕守宫，处处人家墙壁有之。状如蛇医，而灰黑色，扁首长颈，细鳞四足，长者六七寸，亦不闻噬人。南人有十二时虫，即守宫之五色者，附见于下。

【气味】咸，寒，有小毒。

【主治】中风瘫痪，手足不举，或历节风痛，及风痓惊痫，小儿疳痢，血积成痞，疠风瘰疬，疗蝎螫。时珍。

【发明】〔时珍曰〕守宫旧附见于石龙下，云不入药用。近时方术多用之。杨仁斋言惊痫皆心血不足，其血与心血相类，故治惊痫，取其血以补心。其说近似，而实不然。盖守宫食蝎虿，蝎虿乃治风要药。故守宫所治风痓惊痫诸病，亦犹蜈、蝎之性能透经络也。且入血分，故又治血病疮疡。守宫祛风，石龙利水，功用自别，不可不知。

【附方】新十四。小儿脐风用壁虎后半截焙为末，男用女乳，女用男乳，调匀，入稀鸡矢少许，掺舌根及牙关。仍以手蘸摩儿，取汗出，甚妙。（笔峰杂兴方）。久年惊痫守宫膏：用守宫一个，剪去四足，连血研烂，入珍珠、麝香、龙脑香各一字，研匀，以薄荷汤调服。仍先或吐或下去痰涎，而后用此，大有神效。奇效方。小儿撮口用朱砂末安小瓶内，捕活蝎虎一个入瓶中，食砂末月余，待体赤，阴干为末。每薄荷汤服三四分。（方广附余）。心虚惊痫用褐色壁虎一枚，连血研烂，入朱砂、麝香末少许，薄荷汤调服。继服二陈汤，神效。（仁斋直指）。瘫痪走痛用蝎虎（即蝘蜓）一枚（炙黄），陈皮五分，罂粟壳一钱，甘草、乳香、没药各二钱半，为末。每服三钱，水煎服。（医学正传）。历节风痛不可忍者。壁虎丸。用壁虎三枚（生研），蛴螬三枚（湿纸包煨研），地龙五条（生研），草乌头三枚（生研），木香五钱，乳香末二钱半，麝香一钱，龙脑五分，合研成膏，入酒糊捣，丸如梧桐子大。每日空心乳香酒服三十丸，取效。（总录）。破伤中风身如角弓反张，筋急口噤者，用守宫丸治之。守宫（炙干去足）七枚，天南星（酒浸三日晒干）一两，腻粉半钱，为末，以薄面糊丸绿豆大。每以七丸，酒灌下，少顷汗出得解，更与一服，再汗即瘥。或加白附子一两，以蜜丸。（圣惠方）。疠风成癞祛风散：用东行蝎虎一条焙干，大蚕沙五升水淘炒，各为末，以小麦面四升，拌作络索，曝干研末。每服一二合，煎柏叶汤下，日三服，取效。（卫生宝鉴）。瘰疬初起用壁虎一枚，焙研。每日服半分，酒服。青囊。血积成块用壁虎一枚，白面和一鸭子大，包裹研烂，作饼烙熟食之，当下血块。不过三五次即愈，甚验。青囊。小儿疳疾蝎虎丹：治一切疳瘦、下痢，证候全备，及无辜疳毒，如邪病者。用干雄蝎虎一个（微炙），蜗牛壳、兰香根、靛花、雄黄、麝香各一分，龙脑半分，各研为末，米醋煮糊丸黍米大。每脂麻汤下十丸，日二服，取效。（奇效良方）。

虿蝎螫伤端午日午时收壁虎一枚，以鸡胆开一窍盛之。阴干。每以一星敷上即止，神效。（青囊）。反胃膈气地塘虫（即壁虎也）七个（砂锅炒焦），木香、人参、朱砂各一钱半，乳香一钱，为末，蜜丸梧子大。每服十丸，木香汤下，早晚各一服。（丹溪摘玄）。痈疮大痛壁虎焙干研末，油调傅之，即止。（医方摘要）。

粪

【主治】烂赤眼。时珍。

【附方】新一。胎赤烂眼昏暗。用蝎虎数枚，以罐盛黄土按实，入蝎虎在内，勿令损伤。以纸封口，穿数孔出气。候有粪数粒，去粪上一点黑者，只取一头白者，唾津研成膏，涂眼睫周回，不得揩拭。来早以温浆水洗三次，甚效。圣济总录。

【附录】十二时虫（时珍曰）十二时虫，一名避役，出容州、交州诸处，生人家篱壁、树木间，守宫之类也。大小如指，状同守宫，而脑上连背有肉鬣如冠帻，长颈长足，身青色，大者长尺许，尾与身等，啮人不可疗。岭南异物志言：其首随十二时变色，见者主有喜庆。博物志言：在阴多缃绿，日中变易，或青或绿，或丹或红。北户录言不能变十二色，但黄、褐、青、赤四色而已。窍按陶弘景言：石龙五色者为蜥蜴。陆佃：蜥蜴能十二时变易，故得易名。若然，则此虫亦蜥蜴矣，而生篱壁间，盖五色守宫尔。陶氏所谓守宫螫人必死，及点臂成志者，恐是此物。若寻常守宫，既不堪点臂，亦未有螫人至死者也。

鳞蛇

（《纲目》）

【集解】〔时珍曰〕按方舆胜览云：鳞蛇出安南、云南·镇康州、临安、沅江、孟养诸处，巨蟒也。长丈余，有四足，有黄鳞、黑鳞二色，能食麋鹿。春冬居山，夏秋居水，能伤人。土人杀而食之，取胆治疾，以黄鳞者为上，甚贵重之。珍按：此亦蚺蛇之类，但多足耳。陶氏注蚺蛇分真假，其亦此类欤？

胆

【气味】苦，寒，有小毒。

【主治】解药毒，治恶疮及牙痛。时珍。出胜览及一统志。

鲤鱼

（《本经》上品）

【释名】〔时珍曰〕鲤鳞有十字文理，故名鲤。虽困死，鳞不反白。〔颂曰〕崔豹云：兖州人呼赤鲤为玄驹，白鲤为白骥，黄鲤为黄骓。

【集解】〔别录曰〕生九江池泽。取无时。〔颂曰〕处处有之。其胁鳞一道，从头至尾，无大小，皆三十六鳞，每鳞有小黑点。诸鱼惟此最佳，故为食品上味。〔弘景曰〕鲤为诸鱼之长，形既可爱，又能神变，乃至飞越江湖，所以仙人琴高乘之也。山上水中有此，不可食。

肉

【气味】甘，平，无毒。〔日华曰〕凉，有小毒。〔宗奭曰〕鲤，至阴之物，其鳞三十六。阴极则阳复，故素问言鱼热中。脉诀言热则生风，食之多能发风热。日华言凉，非也。风家食之，贻祸无穷。〔时珍曰〕按丹溪朱氏言：诸鱼在水，无一息之停，皆能动风动火，不独鲤也。〔诜曰〕鲤脊上两筋及黑血有毒，溪涧中者毒在脑，俱不可食。凡炙鲤鱼不可使烟入目，损目光，三日内必验也。天行病后、下痢及宿癥，俱不可食。服天门冬、朱砂人不可食。不可合犬肉及葵菜食。

【主治】煮食，治咳逆上气，黄疸，止渴。治水肿脚满，下气。别录。治怀妊身肿，及胎气不安。日华。煮食，下水气，利小便。时珍。作鲙，温补，去冷气，痃癖气块，横关伏梁，结在心腹。藏器。治上气，咳嗽喘促。心镜。烧末，能发汗，定气喘咳嗽，下乳汁，消肿。米饮调服，治大人小儿暴痢。用童便浸煨，止反胃及恶风入腹。时珍。

【发明】〔时珍曰〕鲤乃阴中之阳，其功长于利小便，故能消肿胀黄疸，脚气喘嗽，湿热之病。作鲙则性温，故能去痃结冷气之病。烧之则从火化，故能发散风寒，平肺通乳，解肠胃及肿毒之邪。按刘河间云：鲤之治水，鹜之利水，所谓因其气相感也。

【附方】旧五，新八。水肿范汪：用大鲤鱼一头，醋三升，煮干食。一日一作。外台：用大鲤一尾，赤小豆一升，水二斗，煮食饮汁，一顿服尽，当下利尽即瘥。妊娠水肿方同上。水肿胀满赤尾鲤鱼（一斤）破开，不见水及盐，以生矾五钱研末，入腹内，火纸包裹，外以黄土泥包，放灶内煨熟取出，去纸、泥，送粥。食头者上消，食身、尾者下消，一日用尽。屡试经验。（杨拱医方摘要）。妊娠感寒用鲤鱼一头烧末，酒服方寸匕，令汗出。（秘录）。胎气不长用鲤鱼肉同盐、枣煮汁，饮之。（集验）。胎动不安及妇人数伤胎，下血不止。鲤鱼一个（治净），阿胶（炒）一两，糯米二合，水二升，入葱、姜、橘皮、盐各少许，煮臛食。五七日效。（圣惠方）。乳汁不通用鲤鱼一头烧末。每服一钱，酒调下。（产宝）。咳嗽气喘用鲤鱼一头去鳞，纸裹炮熟，去刺研末，同糯米煮粥，空心食。（心镜）。恶风入腹久肿恶风入腹，及女人新产，风入产户内，如马鞭，嘘吸短气咳嗽者。用鲤鱼长一尺五寸，以尿浸一宿，平旦以木篦从头贯至尾，文火炙熟，去皮，空心顿食。勿用盐、醋。（外台）。反胃吐食用鲤鱼一头，童便浸一夜，炮焦研末，同米煮粥食之。寿域。一切肿毒已溃未溃者。用鲤鱼烧灰，醋和涂之，以愈为度。外台。积年骨疽一捏一汁出者。熬饴糖勃疮上，仍破生鲤鱼搨之。顷时刮视，虫出。更洗傅药，虫尽则愈。（肘后）。小儿木舌长大满口。鲤鱼肉切片贴之，以帛系定。（圣惠）。

鲊

【气味】咸，平，无毒。〔弘景曰〕不可合豆藿食，乃成消渴。

【主治】杀虫。藏器

【附方】新一。聤耳有虫脓血日夜不止。用鲤鱼鲊三斤，鲤鱼脑一枚，鲤鱼肠一具（洗切），乌麻子（炒研）一升，同捣，入器中，微火炙暖，布裹贴耳。两食顷，有白虫出，尽则愈。慎风寒。（千金）。

胆

【气味】苦，寒，无毒。〔之才曰〕蜀漆为使。

【主治】目热赤痛，青盲，明目。久服强悍，益志气。本经。点眼，治赤肿翳痛。涂小儿热肿。甄权。

点雀目，燥痛即明。肘后。滴耳，治聋。藏器。

【附方】旧一，新三。小儿咽肿痹痛者。用鲤鱼胆二七枚，和灶底土，以涂咽外，立效。（千金方）。

大人阴痿鲤鱼胆、雄鸡肝各一枚为末，雀卵和，丸小豆大。每吞一丸。（千金方）。睛上生晕不问久新。鲤鱼长一尺二寸者，取胆滴铜镜上，阴干，竹刀刮下。每点少许。（总录）。赤眼肿痛圣济总录：用鲤鱼胆十枚，腻粉一钱，和匀瓶收，日点。十便良方：用鲤胆五枚，黄连末半两，和匀，入蜂蜜少许，瓶盛，安饭上蒸熟。每用贴目眦，日五七度。亦治飞血赤脉。

脂

【主治】食之，治小儿惊忤诸痫。大明。脑髓

【主治】诸痫。苏恭。煮粥食，治暴聋。大明。和胆等分，频点目眦，治青盲。时珍。

【附方】新二。耳卒聋竹筒盛鲤鱼脑，于饭上蒸过，注入耳中。（千金方）。耳脓有虫鲤鱼脑和桂末捣匀，绵裹塞之。（千金方）。

血

【主治】小儿火疮。丹肿疮毒，涂之立瘥。苏恭。

肠

【主治】小儿肌疮。苏恭。聤耳有虫，同酢捣烂，帛裹塞之。痔瘘有虫，切断炙熟，帛裹坐之。俱以虫尽为度。时珍。

子〔弘景曰〕合猪肝食，害人。

目

【主治】刺疮伤风、伤水作肿，烧灰傅之，汁出即愈。藏器。

齿

【主治】石淋。别录。〔颂曰〕古今录验：治石淋。用齿一升研末，以三岁醋和。分三服，一日服尽。外台：治卒淋，用酒服。〔时珍曰〕古方治石淋多用之，未详其义。

骨

【主治】女子赤白带下。别录。阴疮，鱼鲠不出。苏恭。

皮

【主治】瘾疹。苏恭。烧灰水服，治鱼鲠六七日不出者。日二服。录验。

鳞

【主治】产妇滞血腹痛，烧灰酒服。亦治血气。苏颂。烧灰，治吐血，崩中漏下，带下痔瘘，鱼鲠。时珍。

【发明】〔时珍曰〕古方多以皮、鳞烧灰，入崩漏、痔瘘药中，盖取其行滞血耳。治鱼鲠者，从其类也。

【附方】新三。痔漏疼痛鲤鱼鳞二三片，绵裹如枣形，纳入坐之，其痛即止。（儒门事亲）。诸鱼骨鲠鲤脊三十六鳞，焙研，凉水服之，其刺自跳出，神妙。（笔峰杂兴）。鼻衄不止鲤鱼鳞炒成灰。每冷水服二钱。（普济方）。

鲫鱼

（《别录》上品）

【释名】鲋鱼音附。〔时珍按〕陆佃埤雅云：鲫鱼旅行，以相即也，故谓之鲫；以相附也，故谓之鲋。

【集解】〔保昇曰〕鲫，所在池泽有之。形似小鲤，色黑而体促，腹大而脊隆。大者至三四斤。〔时珍曰〕鲫喜偎泥，不食杂物，故能补胃。冬月肉厚子多，其味尤美。郦道元水经注云：蕲州·广齐·青林湖鲫鱼，大二尺，食之肥美，辟寒暑。东方朔神异经云：南方湖中多鲫鱼，长数尺，食之宜暑而辟风寒。吕氏春秋云：鱼之美者，有洞庭之鲋。观此，则鲫为佳品，自古尚矣。

肉

【气味】甘，温，无毒。〔鼎曰〕和蒜食，少热；同沙糖食，生疳虫；同芥菜食，成肿疾；同猪肝、鸡肉、雉肉、鹿肉、猴肉食，生痈疽；同麦门冬食，害人。

【主治】合五味煮食，主虚羸。藏器。温中下气。大明。止下痢肠痔。保升。夏月热痢有益，冬月不宜。合莼作羹，主胃弱不下食，调中益五脏。合茭首作羹，主丹石发热。孟诜。生捣，涂恶核肿毒不散及瘑疮。同小豆捣，涂丹毒。烧灰，和酱汁，涂诸疮十年不瘥者。以猪脂煎灰服，治肠痈。苏恭。合小豆煮汁服，消水肿。炙油，涂妇人阴疳诸疮，杀虫止痛。酿白矾烧研饮服，治肠风血痢。酿硫黄煅研，酿五倍子煅研，酒服，并治下血。酿茗叶煨服，治消渴。酿胡蒜煨研饮服，治膈气。酿绿矾煅研饮服，治反胃。酿盐花烧研，掺齿疼。酿当归烧研，揩牙乌髭止血。酿砒烧研，治急疳疮。酿白盐煨研，搽骨疽。酿附子炙焦，同油涂头疮白秃。时珍。

【发明】〔震亨曰〕诸鱼属火，独鲫属土，有调胃实肠之功。若多食，亦能动火。

【附方】旧五，新三十二。鹘突羹治脾胃虚冷不下食。以鲫鱼半斤切碎，用沸豉汁投之，入胡椒、莳萝、姜、橘末，空心食之。（心镜）。卒病水肿用鲫鱼三尾，去肠留鳞，以商陆、赤小豆等分，填满扎定，水三升，煮糜去鱼，食豆饮汁。二日一作，不过三次，小便利，愈。（肘后方）。消渴饮水用鲫鱼一枚，去肠留鳞，以茶叶填满，纸包煨熟食之。不过数枚即愈。（吴氏心统）。肠风下血百一方：用活鲫一大尾，去肠留鳞，入五倍子末填满，泥固煅存性，为末。酒服一钱（或饭丸），日三服。又用硫黄一两，如上法煅服，亦效。酒积下血酒煮鲫鱼，常食最效。（便民食疗方）。肠痔滴血常以鲫鱼作羹食。（外台）。肠风血痔用活鲫鱼，翅侧穿孔，去肠留鳞，入白矾末二钱，以棕包纸裹煨存性，研末。每服二钱，米饮下。每日二服。（直指方）。血痢噤口方同上。反胃吐食用大鲫鱼一尾，去肠留鳞，入绿矾末令满，泥固煅存性，研末。每米饮服一钱，日二。（本事）。膈气吐食用大鲫鱼去肠留鳞，切大蒜片填满，纸包十重，泥封，晒半干，炭火煨熟，取肉和平胃散末一两杵，丸梧子大，密收。每服三十丸，米饮下。（经验）。小肠疝气每顿用鲫鱼十个，同茴香煮食。久食自愈。（生生编）。妊娠感寒时行者。用大鲫一头烧灰，酒服方寸匕（无汗腹中缓痛者，以醋服），取汗。产乳。热病目暗因瘥后食五辛而致。用鲫鱼作臛食之。（集验方）。目生弩肉鲜鲫鱼，取肉一片，中央开窍，贴于眶上。日三五度。（圣济总录）。妇人血崩鲫鱼一个（长五寸者）去肠，入血竭、乳香在内，绵包烧存性，研末。每服三钱，热酒调下。（叶氏摘玄方）。小儿齁喘活鲫鱼七个，以器盛，令儿自便尿养之。待红，煨熟食，甚效。一女年十岁用此，永不发也。（集简方）。小儿舌肿鲜鲫鱼切片贴之，频换。（总微论）。小儿丹毒从髀起流下，阴头赤肿出血。用鲫鱼肉（切）五合，赤小豆末二合，捣匀，入水和，傅之。（千金方）。小儿秃疮千金：用鲫鱼烧灰，酱汁和涂。一用鲫鱼去肠，入皂矾烧研搽。危氏：用大鲫去肠，入乱发填满，烧研，入雄黄末二钱。先以齑水洗拭，生油调搽。小儿头疮昼开出脓，夜即复合。用鲫鱼（长四寸）一枚，去肠，大附子一枚，去皮研末填入，炙焦研傅，捣蒜封之，效。（圣惠）。走马牙疳用鲫鱼一个去肠，入砒一分，生地黄一两，纸包烧存性，入枯白矾、麝香少许，为末掺之。牙疳出血大鲫鱼一尾，去肠留鳞，入当归末，泥固烧存性，入煅过盐和匀，日用。（圣惠方）。揩牙乌须方同上。刮骨取牙用鲫鱼一个去肠，入砒在内，露于阴地，待有霜刮下。瓶收。以针搜开牙根，点少许，咳嗽自落。又方：用硇砂入鲫鱼肉，煨过瓶收，待有霜刮取，如上法用。诸疮肿毒鲫鱼（一斤者）去肠，柏叶填满，纸裹泥包煅存性，入轻粉二钱，为末。麻油调搽。（普济方）。恶疮似癞十余年者。鲫鱼烧研和酱清傅之。（千金）。浸淫毒疮凡卒得毒气攻身，或肿痛，或赤痒，上下周匝，烦毒欲死，此浸淫毒疮也。生鲫鱼切片，和盐捣贴，频易之。（圣惠方）。骻上便毒鲫鱼一枚，山药五钱，同捣敷之，即消。（医林集要）。骨疽脓出黑色鲫鱼一个去肠，入白盐令满扎定，以水一盏，石器内煮至干焦为末。猪油调搽，少痛勿怪。（危氏方）。手足瘭疽累累如赤豆，剥之汁出。大鲫鱼长三四寸者，乱发一鸡子大，猪脂一升，同煎膏，涂之。（千金方）。臁胫生疮用中鲫鱼三尾洗净，穿山甲二钱，以长皂荚一挺，劈开两片夹住扎之，煨存性，研末。先以井水洗净脓水，用白竹叶刺孔贴之，候水出尽，以麻油、轻粉调药傅之，日一次。（直指方）。小儿撮口出白沫。以艾灸口之上下四壮。鲫鱼烧研，酒调少许灌之。仍掐手足。儿一岁半，则以鱼网洗水灌之。小儿方。妇人阴疮方见主治。

鲙

【主治】久痢赤白，肠澼痔疾，大人小儿丹毒风眩。藏器。治脚风及上气。思邈。温脾胃，去寒结气。时珍。

鲊

【主治】瘑疮。批片贴之，或同桃叶捣傅，杀其虫。时珍。

【附方】新一。赤痢不止鲫鱼鲊二脔（切），秫米一把，薤白一虎口（切），合煮粥，食之。（圣惠方）。

头

【主治】小儿头疮口疮，重舌目翳。苏恭。烧研饮服，疗咳嗽。藏器。烧研饮服，治下痢。酒服，治脱肛及女人阴脱，仍以油调搽之。酱汁和，涂小儿面上黄水疮。时珍。

子忌猪肝。

【主治】调中，益肝气。张鼎。

骨

【主治】𧏾疮。烧灰傅，数次即愈。张鼎。

胆

【主治】取汁，涂痔疮、阴蚀疮，杀虫止痛。点喉中，治骨鲠竹刺不出。时珍。

【附方】旧一，新二。小儿脑疳鼻痒，毛发作穗，黄瘦。用鲫鱼胆滴鼻中，三五日甚效。（圣惠）。消渴饮水用浮石、蛤蚧、蝉蜕等分，为末。以鲫鱼胆七枚，调服三钱，神效。（本事）。滴耳治聋鲫鱼胆一枚，乌驴脂少许，生麻油半两，和匀，纳入楼葱管中，七日取滴耳中，日二次。（圣惠方）。

脑

【主治】耳聋。以竹筒蒸过，滴之。圣惠。

【附录】鲼鱼〔诜曰〕一种鲼鱼，与鲫颇同而味不同，功亦不及。云鲼是栉化；鲫是稷米所化，故腹尚有米色。宽大者是鲫，狭小者是鲼也。〔时珍曰〕孟氏言鲫、鲼皆栉、稷化成者，殊为谬说。惟鼢鼠化鲼，鲼化鼢鼠，刘绩霏雪录中尝书之，时珍亦尝见之，此亦生生化化之理。鲫、鲼多子，不尽然尔。鲼鱼即尔雅所谓鳜鯞，郭璞所谓妾鱼、婢鱼，崔豹所谓青衣鱼，世俗所谓鳑鳜鲫也。似鲫而小，且薄黑而扬赤。其行以三为率，一前二后，若婢妾然，故名。〔颂曰〕黔中一种重唇石鲫鱼，味美，亦鲫之类也。

鲈鱼

（宋《嘉祐》）

【释名】四鳃鱼〔时珍曰〕黑色曰卢。此鱼白质黑章，故名。淞人名四鳃鱼。

【集解】〔时珍曰〕鲈出吴中，淞江尤盛，四五月方出。长仅数寸，状微似鳜而色白，有黑点，巨口细鳞，有四鳃。杨诚斋诗颇尽其状，云：鲈出鲈乡芦叶前，垂虹亭下不论钱。买来玉尺如何短，铸出银梭直是圆。白质黑章三四点，细鳞巨口一双鲜。春风已有真风味，想得秋风更迥然。南郡记云：吴人献淞江鲈鲙于隋炀帝。帝曰：金齑玉鲙，东南佳味也。

肉

【气味】甘，平，有小毒。〔宗奭曰〕虽有小毒，不甚发病。〔禹锡曰〕多食，发痃癖疮肿。不可同乳酪食。李鹏飞云：肝不可食，剥人面皮。〔诜曰〕中鲈鱼毒者，芦根汁解之。

【主治】补五脏，益筋骨，和肠胃，治水气。多食宜人，作鲊尤良。曝干甚香美。嘉祐。益肝肾。宗奭。安胎补中。作鲙尤佳。孟诜。

河豚

（宋《开宝》）

【校正】并入食疗鯸鮧、拾遗鯸鱼。

【释名】鯸鮧一作鯸鲐。蝴鮧日华。鯸鱼一作鲑。嗔鱼拾遗。吹肚鱼俗。气包鱼〔时珍曰〕豚，言其味美也。侯夷，状其形丑也。鯸，谓其体圆也。吹肚、气包，象其嗔胀也。北山经名鲱鱼。音沛。

【集解】〔志曰〕河豚，江、淮、河、海皆有之。〔藏器曰〕腹白，背有赤道如印，目能开阖。触物即嗔怒，腹胀如气球浮起，故人以物撩而取之。〔时珍曰〕今吴越最多。状如蝌斗，大者尺余，背色青黑，有黄缕文，无鳞无腮无胆，腹下白而不光。率以三头相从为一部。彼人春月甚珍贵之，尤重其腹腴，呼为西施乳。严有翼艺苑雌黄云：河豚，水族之奇味，世传其杀人。余守丹阳宣城，见土人户户食之。但用菘菜、蒌蒿、荻芽三物煮之，亦未见死者。南人言鱼之无鳞无腮，无胆有声，目能眨者，皆有毒。河豚备此数者，故人畏之。然有二种，其色炎黑有文点者，名斑鱼，毒最甚。或云三月后则为斑鱼，不可食也。又案雷公炮炙论云：鲑鱼插树，立便干枯；狗胆涂之，复当荣盛。御览云：河肠鱼虽小，而獭及大鱼不敢啖之。则不惟毒人，又能毒物也。王充论衡云：万物含太阳火气而生者，皆有毒。在鱼则鲑与鯸鮗。故鲑肝死人，鯸鮛杀人。

【气味】甘，温，有毒。〔宗奭曰〕河豚有大毒，而云无毒何也？味虽珍美，修治失法，食之杀人，厚生者宜远之。〔藏器曰〕海中者大毒，江中者次之。煮之不可近铛，当以物悬之。〔时珍曰〕煮忌煤炲落中。与荆芥、菊花、桔梗、甘草、附子、乌头相反。宜荻笋、蒌蒿、秃菜。畏橄榄、甘蔗、芦根、粪汁。案陶九成辍耕录：凡食河豚，一日内不可服汤药，恐犯荆芥，二物大相反。亦恶乌头、附子之属。余在江阴，亲见一儒者，因此丧命。河豚子必不可食，曾以水浸之，一夜大如芡实也。世传中其毒者，以至宝丹或橄榄及龙脑浸水皆可解。复得一方，惟以槐花微炒，与干胭脂等分同捣粉，水调灌之，大妙。又案物类相感志言：凡煮河豚，用荆芥同煮五七沸，换水则无毒。二说似相反，得非河豚之毒入于荆芥耶？宁从陶说，庶不致悔也。

【主治】补虚，去湿气，理腰脚，去痔疾，杀虫。开宝。伏硇砂。土宿本草。

肝及子

【气味】有大毒。〔藏器曰〕入口烂舌，入腹烂肠，无药可解。惟橄榄木、鱼茗木、芦根、乌茝草根煮汁可解。〔时珍曰〕吴人言其血有毒，脂令舌麻，子令腹胀，眼令目花，有『油麻子胀眼睛花』之语。而江阴人盐其子，糟其白，埋过治食，此俚言所谓『舍命吃河豚』者耶？

【主治】疥癣虫疮，用子同蜈蚣烧研，香油调。搽之。时珍。

乌贼鱼

（《本经》中品）

【释名】乌鲗素问。墨鱼纲目。缆鱼日华。干者名鲞日华。骨名海螵蛸〔颂曰〕陶隐居言此是鹦乌所化。今其口腹具存，犹颇相似。腹中有墨可用，故名乌鲗。能吸波噀墨，令水溷黑，自卫以防人害。又南越志云：其性嗜乌，每自浮水上，飞乌见之，以为死而啄之，乃卷取入水而食之，因名乌贼，言为乌之贼害也。〔时珍曰〕案罗愿尔雅翼云：九月寒乌入水，化为此鱼。有文墨可为法则，故名乌鲗。鲗者，则也。骨名螵蛸，象形也。〔大明曰〕鱼有两须，遇风波即以须下碇，或粘石如缆，故名缆鱼。〔瑞曰〕盐干者名明鲞，淡干者名脯鲞。

【集解】〔别录曰〕乌贼鱼生东海池泽。取无时。〔颂曰〕近海州郡皆有之。形若革囊，口在腹下，八足聚生于口旁。其背上只有一骨，厚三四分，状如小舟，形轻虚而白。又有两须如带，甚长。腹中血及胆正如墨，可以书字。但逾年则迹灭，惟存空纸尔。世言乌贼怀墨而知礼，故俗谓是海若白事小吏也。〔时珍曰〕乌鲗无鳞有须，黑皮白肉，大者如蒲扇。煠熟以姜、醋食之，脆美。背骨名海螵蛸，形似樗蒲子而长，两头尖，色白，脆如通草，重重有纹，以指甲可刮为末，人亦镂之为钿饰。又相感志云：乌鲗过小满则形小也。〔藏器曰〕海人云：昔秦王东游，弃算袋于海，化为此鱼。故形犹似之，墨尚在腹也。〔禹锡曰〕陶弘景及蜀本图经皆是鹦乌所化。鹦乃水鸟，似鶂短项，腹翅紫白，背上绿色。唐苏恭乃言无鹦乌，误矣。

肉

【修治】〔弘景曰〕炙黄用。〔斅曰〕凡使勿用沙鱼骨，其形真似。但以上文顺者是真，横者是假。以血卤作水浸，并煮一伏时漉出。掘一坑烧红，入鱼骨在内，经宿取出入药，其效加倍也。

【气味】咸，微温，无毒。〔普曰〕冷。〔权曰〕有小毒。〔之才曰〕恶白芨、白敛、附子。能淡盐，伏硇，缩银。

【主治】女子赤白漏下，经汁血闭，阴蚀肿痛，寒热癥瘕，无子。本经。惊气入腹，腹痛环脐，丈夫阴中肿痛，令人有子，又止疮多脓汁不燥。别录。疗血崩，杀虫。日华。炙研饮服，治妇人血瘕，大人小儿下痢，杀小虫。藏器。〔又曰〕投骨于井，水虫皆死。治眼中热泪，及一切浮翳，研末和蜜点之。久服益精。孟诜。〔恭曰〕亦治牛马障翳。主女子血枯病，伤肝唾血下血，治疟消瘿。研末，傅小儿疳疮，痘疮臭烂，丈夫阴疮，汤火伤，跌伤出血。烧存性，酒服。治妇人小户嫁痛。同鸡子黄，涂小儿重舌、鹅口。同蒲黄末，傅舌肿，血出如泉。同槐花末吹鼻，止衄血。同银朱吹鼻，治喉痹。同白矾末吹鼻，治蝎螫疼痛。同麝香吹耳，治聤耳有脓及耳聋。时珍。

【发明】〔时珍曰〕乌鲗骨，厥阴血分药也，其味咸而走血也。故血枯血瘕，经闭崩带，下痢疳疾，厥阴本病也；寒热疟疾，聋、瘿，少腹痛，阴痛，厥阴经病也；目翳流泪，厥阴窍病也。厥阴属肝，肝主血，故诸血病皆治之。按素问云：有病胸胁支满者，妨于食，病至，则先闻腥臊臭，出清液，先唾血，四肢清，目眩，时时前后血，病名曰血枯。得之年少时，有所大脱血；或醉入房，中气竭肝伤，故月事衰少不来。治之以四乌鲗骨，一藘茹为末，丸以雀卵，大如小豆。每服五丸，饮以鲍鱼汁，所以利肠中及伤肝也。观此，则其入厥阴血分无疑矣。

【正误】〔鼎曰〕久服，绝嗣无子。〔时珍曰〕按本经云：主癥瘕，无子。别录云：令人有子。孟诜亦云久服益精，而张鼎此说独相背戾，必误矣。若云血病无多食咸，乌鲗亦主血闭，故有此说。然经闭有『有余』、『不足』二证：有余者血滞，不足者肝伤。乌鲗所主者，肝伤血闭不足之病，正与素问相合，岂有令人绝嗣之理？当以本经、别录为正。恐人承误，故辨正之。

【附方】旧三。新二十。女子血枯见上。赤白目翳圣惠：治伤寒热毒攻眼，生赤白翳。用乌鲗鱼骨一两，去皮为末，入龙脑少许点之，日三。（治诸目翳）。用乌鲗骨、五灵脂等分为细末，熟猪肝切片，蘸食，日二。赤翳攀睛照水丹：治眼翳（惟厚者尤效）及赤翳攀睛贯瞳人。用海螵蛸一钱，辰砂半钱，乳细水飞澄取，以黄蜡少许，化和成剂收之。临卧时，火上旋丸黍米大，揉入眦中。睡至天明，温水洗下。未退，更用一次，即效。（海上方）。雀目夜眼乌贼骨半斤为末，化黄蜡三两和，捏作钱大饼子。每服一饼，以猪肝二两，竹刀批开，掺药扎定，米泔水半碗，煮熟食之，以汁送下。（杨氏家藏）。血风赤眼女人多之。用乌贼鱼骨二钱，铜绿一钱，为末。每用一钱，热汤泡洗。（杨氏家藏）。疳眼流泪乌贼鱼骨、牡蛎等分为末，糊丸皂子大。每用一丸，同猪肝一具，米泔煮熟食。（经验）。底耳出脓海螵蛸半钱，麝香一字，为末。以绵杖缴净，吹入耳中。（澹寮方）。鼻疮疳䘌乌贼鱼骨、白芨各一钱，轻粉二字，为末，搽之。钱乙小儿方。小儿脐疮出血及脓。海螵蛸、胭脂为末，油调搽之。（圣惠方）。头上生疮海螵蛸、白胶香各二钱，轻粉五分，为末。先以油润净乃搽末，二三次即愈。（卫生易简方）。疬疡白驳先以布拭赤，用乌贼骨磨三年酢，涂之，（外台秘要）。疔疮恶肿先刺出血，以海螵蛸末掺之，其疔即出。（普济方）。蝎鳖痛楚乌贼骨一钱，白矾二分，为末嗃鼻。在左壁者嗃左鼻，在右壁者嗃右鼻。（卫生宝鉴）。灸疮不瘥乌贼骨、白矾等分为末，日日涂之。（千金方）。小儿痰齁多年。海螵蛸末，米饮服一钱。（叶氏摘玄方）。小便血淋海螵蛸末一钱，生地黄汁调服。又方：海螵蛸、生地黄、赤茯苓等分，为末。每服一钱，柏叶、车前汤下。（经验方）。大肠下血不拘大人小儿，脏毒肠风及内痔，下血日久，多食易饥。先用海螵蛸炙黄，去皮研末。每服一钱，木贼汤下。三日后，服猪脏黄连丸。（直指方）。卒然吐血乌贼骨末，米饮服二钱。（圣惠）。骨鲠在喉乌贼鱼骨、陈橘红（焙）等分为末，寒食面和饧，丸芡子大。每用一丸，含化咽汁。（圣济总录）。舌肿出血如泉。乌贼骨、蒲黄各等分，炒为细末。每用涂之。（简便方）。跌破出血乌贼鱼骨末，傅之。（直指方）。阴囊湿痒乌贼骨、蒲黄，扑之。（医宗三法）。

血

【主治】耳聋。甄权。

腹中墨

【主治】血刺心痛，醋磨服之藏器。炒、研，醋服亦可。

【附录】柔鱼〔颂曰〕一种柔鱼，与乌贼相似，但无骨尔。越人重之。

第十四卷 介部

鳖

（《本经》中品）

【释名】团鱼俗名。神守〔时珍曰〕鳖行蹩躄，故谓之鳖。淮南子曰：鳖无耳而守神。神守之名以此。陆佃云：鱼满三千六百，则蛟龙引之而飞，纳鳖守之则免。故鳖名守神。河伯从事古今注。

【集解】〔时珍曰〕鳖，甲虫也。水居陆生，穹脊连胁，与龟同类。四缘有肉裙，故曰龟，甲里肉；鳖，肉里甲。无耳，以目为听。纯雌无雄，以蛇及鼋为匹。故万毕术云：烧鼋脂可以致鳖也。夏月孚乳，其抱以影。埤雅云：卵生思抱。其状随日影而转。在水中，上必有浮沫，名鳖津。人以此取之。今有呼鳖者，作声抚掌，望津而取，百十不失。管子云：涸水之精名曰蚋。以名呼之，可取鱼鳖。正此类也。类从云：鼍一鸣而鳖伏。性相制也。又畏蚊。生鳖遇蚊叮则死，死鳖得蚊煮则烂，而熏蚊者复用鳖甲。物相报复如此，异哉！淮南子曰：膏之杀鳖，类之不可推也。

鳖甲

【修治】〔别录曰〕鳖甲生丹阳池泽。采无时。〔颂曰〕今处处有之，以岳州沅江所出甲有九肋者为胜。入药以醋炙黄用。〔弘景曰〕采得，生取甲，剔去肉者，为好。凡有连厌及干岩者便真。若肋骨出者是煮熟，不可用。〔敩曰〕凡使，要绿色、九肋、多裙、重七两者为上。用六一泥固瓶子底，待干，安甲于中，以物支起。若治癥块定心药，用头醋入瓶内，大火煎。尽三升，乃去裙、肋骨，炙干入用。或治劳去热药，不用醋，用童子小便煎，尽一斗二升，乃去裙留骨，石臼捣粉，以鸡膍皮裹之，取东流水三斗盆盛，阁于盆上，一宿取用，力有万倍也。〔时珍曰〕按卫生宝鉴云：凡鳖甲，以煅灶灰一斗，酒五升，浸一夜，煮令烂如胶漆用，更佳。桑柴灰尤妙。

【气味】咸，平，无毒。〔之才曰〕恶矾石、理石。

【主治】心腹癥瘕，坚积寒热，去痞疾息肉，阴蚀痔核恶肉。本经。疗温疟，血瘕腰痛，小儿胁下坚。别录。宿食，癥块痃癖，冷瘕劳瘦，除骨热，骨节间劳热，结实壅塞，下气，妇人漏下五色，下淤血。甄权。去血气，破癥结恶血，堕胎，消疮肿肠痈，并扑损淤血。日华。补阴补气。震亨。除老疟疟母，阴毒腹痛，劳复食复，斑痘烦喘，小儿惊痫，妇人经脉不通，难产，产后阴脱，丈夫阴疮石淋，敛溃痈。时珍。

【发明】〔宗奭曰〕经中不言治劳，惟药性论治劳瘦骨热，故虚劳多用之。然甚有据，但不可过剂耳。〔时珍曰〕鳖甲乃厥阴肝经血分之药，肝主血也。试常思之，龟、鳖之属，功各有所主。鳖色青入肝，故所主者，疟劳寒热，痃瘕惊痫，经水痈肿阴疮，皆厥阴血分之病也。玳瑁色赤入心，故所主者，心风惊热，伤寒狂乱，痘毒肿毒，皆少阴血分之病也。秦龟色黄入脾，故所主者，顽风湿痹，身重蛊毒，皆太阴血分之病也。水龟色黑入肾，故所主者，阴虚精弱，腰脚痠痿，阴疟泄痢，皆少阴血分之病也。介虫阴类，故并阴经血分之病，从其类也。

【附方】旧十三，新六。老疟劳疟用鳖甲醋炙研末，酒服方寸匕。隔夜一服，清早一服，临时一服，无不断者。入雄黄少许，更佳。（肘后）。奔豚气痛上冲心腹。鳖甲（醋炙）三两，京三棱（煨）二两，桃仁（去皮尖）四两，汤浸研汁三升，煎二升，入末煎良久，下醋一升，煎如饧，以瓶收之。每空心酒服半匙。（圣济录）。血瘕癥癖（甄权曰）用鳖甲、琥珀、大黄等分作散，酒服二钱，少时恶血即下。若妇人小肠中血下尽，即休服也。痃癖癥积（甄权曰）用鳖甲醋炙黄研末，牛乳一合，每调一匙，朝朝服之。妇人漏下（甄权曰）鳖甲醋炙研末，清酒服方寸匕，日二。又用干姜、鳖甲、诃黎勒皮等分为末，糊丸。空心下三十丸，日再。妇人难产鳖甲烧存性，研末。酒服方寸匕，立出。（梅师）。劳复食复笃病初起，受劳伤食，致复欲死者。鳖甲烧研，水服方寸匕。（肘后方）。小儿痫疾用鳖甲炙研，乳服一钱，日二。亦可蜜丸服。（子母录）。卒得腰痛不可俯仰。用鳖甲炙研末，酒服方寸匕，日二。（肘后方）。沙石淋痛用九肋鳖甲醋炙研末，酒服方寸匕，日三服。石出瘥。（肘后方）。阴虚梦泄九肋鳖甲烧研。每用一字，以酒半盏，童尿半盏，葱白七寸同煎。去葱，日晡时服之。出臭汗为度。（医垒元戎）。吐血不止鳖甲、蛤粉各一两（同炒色黄），熟地黄一两半（晒干），为末。每服二钱，食后茶下。圣济录。癍痘烦喘小便不利者。用鳖甲二两，灯心一把，水一升半，煎六合，分二服。凡患此，小便有血者，中坏也。黑靥无脓者，十死不治。庞安时伤寒论。痈疽不敛不拘发背一切疮。用鳖甲烧存性，研掺甚妙。（李楼怪癥奇方）。肠痈内痛鳖甲烧存性研，水服一钱，日三。传信方。阴头生疮人不能治者。鳖甲一枚烧研，鸡子白和傅。（千金翼）。渖唇紧裂用鳖甲及头，烧研傅之。（类要）。人咬指烂。久欲脱者。鳖甲烧灰傅之。（叶氏摘玄方）。

肉

【气味】甘，平，无毒。（颂曰）久食，性冷损人。（藏器曰）礼记食鳖去丑，谓颈下有软骨如龟形者也。食之令人患水病。凡鳖之三足者，赤足者，独目者，头足不缩者，其目四陷者，腹下有王字、卜字文者，腹有蛇文者（是蛇化也），在山上者（名旱鳖），并有毒杀人，不可食。（弘景曰）不可合鸡子食，苋菜食。昔有人剉鳖，以赤苋同包置湿地，经旬皆成生鳖。又有裹鳖甲屑，经五月皆成鳖者。（思邈曰）不可合猪、兔、鸭肉食，损人。不可合芥子食，生恶疮。妊妇食之，令子短项。（时珍曰）案三元参赞书言：鳖性冷，发水病。有冷劳气、癥瘕人不宜食之。生生编言：鳖性热。戴原礼言：鳖之阳聚于上甲，久食令人生发背。似与性冷之说相反。盖鳖性本不热，食之者和以椒、姜热物太多，失其本性耳。鳖性畏葱及桑灰。凡食鳖者，宜取沙河小鳖斩头去血，以桑灰汤煮熟，去骨甲换水再煮，入葱、酱作羹膳食乃良。其胆味辣，破入汤中，可代椒而辟腥气。李九华云：鳖肉主聚，鳖甲主散。食鳖，剉甲少许入之，庶几稍平。又言：薄荷煮鳖能害人。此皆人之所不知者也。

【主治】伤中益气，补不足。别录。热气湿痹，腹中激热，五味煮食，当微泄。藏器。妇人漏下五色，羸瘦，宜常食之。孟诜。妇人带下，血瘕腰痛。日华。去血热，补虚。久食，性冷。苏颂。补阴。震亨。作臛食，治久痢，长髭须。作丸服，治虚劳痃癖脚气。时珍。

【附方】新三。痃癖气块用大鳖一枚，以蚕沙一斗，桑柴灰一斗，淋汁五度，同煮如泥，去骨再煮成膏，捣丸梧子大。每服十丸，日三。（圣惠方）。寒湿脚气疼不可忍。用团鱼二个，水二斗，煮一斗，去鱼取汁，加苍耳、苍术、寻风藤各半斤，煎至七升，去渣，以盆盛熏蒸，待温浸洗，神效。（乾坤生意）。骨蒸咳嗽潮热。团鱼丸：用团鱼一个，柴胡、前胡、贝母、知母、杏仁各五钱，同煮，待熟去骨、甲、裙，再煮。食肉饮汁，将药焙研为末，仍以骨、甲、裙煮汁和，丸梧子大。每空心黄芪汤下三十丸，日二服。服尽，仍治参、芪药调之。（奇效方）。

脂

【主治】除日拔白发，取脂涂孔中。即不生。欲再生者，白犬乳汁涂之。藏器。

头阴干。

【主治】烧灰，疗小儿诸疾，妇人产后阴脱下坠，尸疰心腹痛。恭。傅历年脱肛不愈。日华。

【附方】旧一，新二。小儿尸疰劳瘦，或时寒热。用鳖头一枚烧灰，新汲水服半钱，日一服。（圣惠方）。产后阴脱千金：用鳖头五枚烧研，井华水服方寸匕，日三。录验加葛根二两，酒服。大肠脱肛久积虚冷。以鳖头炙研，米饮服方寸匕，日二服。仍以末涂肠头上。（千金）。

头血

【主治】涂脱肛。出甄权。风中血脉，口眼㖞僻，小儿疳劳潮热。时珍。

【发明】〔时珍曰〕按千金方云：目唇瞤动口　，皆风入血脉，急以小续命汤服之。外用鳖血或鸡冠血，调伏龙肝散涂之，干则再上，甚妙。盖鳖血之性，急缩走血，故治口㖞、脱肛之病。

【附方】新二。中风口㖞鳖血调乌头末涂之。待正，则即揭去。（肘后方）。小儿疳劳治潮热往来，五心烦燥，盗汗咳嗽，用鳖血丸主之。以黄连、胡黄连各称二两，以鳖血一盏，吴茱萸一两，同入内浸过一夜，炒干，去茱、血研末。入柴胡、川芎、芜荑各一两，人参半两，使君子仁二十个，为末，煮粟米粉糊和，为丸如黍米大。每用熟水，量大小，日服三。（全幼心鉴）。

卵

【主治】盐藏煨食，止小儿下痢。时珍。

爪

【主治】五月五日收藏衣领中，令人不忘。肘后。

鼋

（《拾遗》）

【释名】〔时珍曰〕按说文云：鼋，大鳖也。甲虫惟鼋最大，故字从元。元者，大也。

【集解】〔颂曰〕鼋生南方江湖中。大者围一二丈。南人捕食之。肉有五色而白者多。其卵圆大如鸡、鸭子，一产一二百枚。人亦掘取以盐淹食，煮之白不凝。〔藏器曰〕性至难死，剔其肉尽，口犹咬物。可张鸟鸢。〔弘景曰〕此物老者，能变为魅，非急弗食之。〔时珍曰〕鼋如鳖而大，背有腽肭，青黄色，大头黄颈，肠属于首。以鳖为雌，卵生思化，故曰鼋鸣鳖应。淮南云：烧鼋脂以致鳖。皆气类相感也。张鼎云：其脂摩铁则明。或云：此物在水食鱼，与人共体，具十二生肖肉，裂而悬之，一夜便觉垂长也。

甲

【气味】甘，平，无毒。

【主治】炙黄酒浸，治瘰疬，杀虫逐风，恶疮痔瘘，风顽疥瘙，功同鳖甲。藏器。五脏邪气，杀百虫毒、百药毒，续筋骨。日华。妇人血热。苏颂。

肉

【气味】甘，平，微毒。

【主治】湿气、邪气、诸虫。藏器。食之补益。陶弘景。

脂

【主治】摩风及恶疮。孟诜。

胆

【气味】苦，寒，有毒。

【主治】喉痹，以生姜、薄荷汁化少许服，取吐。时珍。

牡蛎

（《本经》上品）

【释名】牡蛤别录。蛎蛤本经。古贲异物志。蠔〔弘景曰〕道家方以左顾是雄，故名牡蛎，右顾则牝蛎也。或以尖头为左顾，未详孰是。〔藏器曰〕天生万物皆有牡牝。惟蛎是咸水结成，块然不动，阴阳之道，何从而生？经言牡者，应是雄耳。〔宗奭曰〕本经不言左顾，止从陶说。而段成式亦云：牡蛎言牡，非谓雄也。且如牡丹，岂有牝丹乎？此物无目，更何顾盼？〔时珍曰〕蛤蚌之属，皆有胎生、卵生。独此化生，纯雄无雌，故得牡名。曰蛎曰蠔，言其粗大也。

【集解】〔别录曰〕牡蛎生东海池泽。采无时。〔弘景曰〕今出东海、永嘉、晋安。云是百岁鹏所化。十一月采，以大者为好。其生着石，皆以口在上。举以腹向南视之，口斜向东，则是左顾。出广州南海者亦同，但多右顾，不堪用也。丹方及煮盐者，皆以泥釜，云耐水火，不破漏。皆除其甲口，止取朏朏如粉耳。

〔颂曰〕今海旁皆有之，而通、泰及南海、闽中尤多。皆附石而生，磈礧相连如房，呼为蛎房。晋安人呼为蠔莆。初生止如拳石，四面渐长，有至一二丈者，崭岩如山，俗呼蠔山。每一房内有肉一块，大房如马蹄，小者如人指面。每潮来，诸房皆开，有小虫入，则合之以充腹。海人取者，皆凿房以烈火逼之，挑取其肉当食品，其味美好，更有益也。海族为最贵。〔时珍曰〕南海人以其蛎房砌墙，烧灰粉壁，食其肉谓之蛎黄。〔保升曰〕又有蛶蛎，形短，不入药用。〔敩曰〕有石牡蛎，头边皆大，小夹沙石，真似牡蛎，只是圆如龟壳。海牡蛎可用，只丈夫服之，令人无髭也。其真牡蛎，用火煅过，以鋻试之，随手走起者是也。鋻乃千年琥珀。

【修治】〔宗奭曰〕凡用，须泥固烧为粉。亦有生用者。〔敩曰〕凡真牡蛎，先用二十个，以东流水入盐一两，煮一伏时，再入火中煅赤，研粉用。〔时珍曰〕按温隐居云：牡蛎将童尿浸四十九日（五日一换），取出，以硫黄末和米醋涂上，黄泥固济，煅过用。

【气味】咸，平，微寒，无毒。〔之才曰〕贝母为之使。得甘草、牛膝、远志、蛇床子良。恶麻黄、辛夷、吴茱萸。伏硇砂。

【主治】伤寒寒热，温疟洒洒，惊恚怒气，除拘缓鼠瘘，女子带下赤白。久服，强骨节，杀邪鬼，延年。本经。除留热在关节营卫，虚热去来不定，烦满心痛气结，止汗止渴，除老血，疗泄精，涩大小肠，止大小便，治喉痹咳嗽，心胁下痞热。别录。粉身，止大人、小儿盗汗。同麻黄根、蛇床子、干姜为粉，去阴汗。藏器。治女子崩中，止痛，除风热温疟，鬼交精出。孟诜。男子虚劳，补肾安神，去烦热，小儿惊痫。李珣。去胁下坚满，瘰疬，一切疮肿。好古。化痰软坚，清热除湿，止心脾气痛，痢下赤白浊，消疝瘕积块，瘿疾结核。时珍。

【发明】〔权曰〕病虚而多热者，宜同地黄、小草用之。〔好古曰〕牡蛎入足少阴，为软坚之剂。以柴胡引之，能去胁下硬；以茶引之，能消项上结核；以大黄引之，能消股间肿；以地黄为使，能益精收涩，止小便，本肾经血分之药也。〔成无己曰〕牡蛎之咸，以消胸膈之满，以泄水气，使痞者消，硬者软也。〔元素曰〕壮水之主，以制阳光，则渴饮不思。故蛤蛎之类，能止渴也。

【附方】旧七，新十四。心脾气痛气实有痰者。牡蛎煅粉，酒服二钱。（丹溪心法）。疟疾寒热牡蛎粉、杜仲等分为末，蜜丸梧子大。每服五十丸，温水下。（普济方）。气虚盗汗上方为末。每酒服方寸匕。（千金方）。虚劳盗汗牡蛎粉、麻黄根、黄芪等分为末。每服二钱，水二盏，煎七分，温服，日一。（本事方）。产后盗汗牡蛎粉、麦麸（炒黄）等分。每服一钱，用猪肉汁调下。（经验）。消渴饮水腊日或端午日，用黄泥固济牡蛎，煅赤研末。每服一钱，用活鲫鱼煎汤调下。只二三服愈。（经验方）。百合变渴伤寒传成百合病，如寒无寒，如热无热，欲卧不卧，欲行不行，欲食不食，口苦，小便赤色，得药则吐利，变成渴疾，久不瘥者。用牡蛎（熬）二两，栝楼根二两，为细末。每服方寸匕，用米饮调下，日三服取效。（张仲景金匮玉函方）。病后常衄小劳即作。牡蛎十分，石膏五分，为末，酒服方寸匕（亦可蜜丸），日三服。（肘后方）。小便淋闷服血药不效者。用牡蛎粉、黄檗（炒）等分为末。每服一钱，小茴香汤下，取效。（医学集成）。小便数多牡蛎五两烧灰，小便三升，煎二升，分三服。神效。（乾坤生意）。梦遗便溏牡蛎粉，醋糊丸梧子大。每服三十丸，米饮下，日二服。丹溪方。水病囊肿牡蛎（煅）粉二两，干姜（炮）一两，研末，冷水调糊扫上。须臾囊热如火，干则再上。小便利即愈。一方，用葱汁、白面同调。小儿不用干姜。

（初虞世古今录验方）。月水不止牡蛎煅研，米醋搜成团，再煅研末，以米醋调艾叶末熬膏，丸梧子大。每醋汤下四五十丸。（普济方）。金疮出血牡蛎粉傅之。（肘后）。破伤湿气口噤强直。用牡蛎粉，酒服二钱，仍外傅之，取效。（三因方）。发背初起古赍粉灰，以鸡子白和，涂四围，频上取效。（千金方）。痈肿未成用此拔毒。水调牡蛎粉末涂之。干更上。（姚僧坦集验方论）。男女瘰疬经验：用牡蛎（煅，研）末四两，玄参末三两，面糊丸梧子大。每服三十丸，酒下，日三服。服尽除根。初虞世云：瘰疬不拘已破未破。用牡蛎四两，甘草一两，为末。每食后，用腊茶汤调服一钱。其效如神。甲疽溃痛弩肉裹趾甲，脓血不瘥者。用牡蛎头厚处，生研为末。每服二钱，红花煎酒调下，日三服。仍用敷之，取效。（胜金方）。面色黧黑牡蛎粉研末，蜜丸梧子大。每服三十丸，白汤下，日一服。并炙其肉食之。（普济方）。

肉

【气味】甘，温，无毒。

【主治】煮食，治虚损，调中。解丹毒，妇人血气。以姜、醋生食，治丹毒，酒后烦热，止渴。藏器。炙食甚美，令人细肌肤，美颜色。苏颂。

蚌

（宋《嘉祐》）

【释名】〔时珍曰〕蚌与蛤同类而异形。长者通曰蚌，圆者通曰蛤。故蚌从丰，蛤从合，皆象形也。后世混称蛤蚌者，非也。

【集解】〔弘景曰〕雀入大水为蜃。蜃即蚌也。〔藏器曰〕生江汉渠渎间，老蚌含珠，壳堪为粉。非大蛤也。〔时珍曰〕蚌类甚繁，今处处江湖中有之，惟洞庭、汉沔独多。大者长七寸，状如牡蛎辈；小者长三四寸，状如石决明辈。其肉可食，其壳可为粉。湖沔人皆印成锭市之，谓之蚌粉，亦曰蛤粉。古人谓之蜃灰，以饰墙壁，阖墓圹，如今用石灰也。

肉

【气味】甘、咸，冷，无毒。〔宗奭曰〕性微冷。多食，发风动冷气。〔震亨曰〕马刀、蚌、蛤、蛳、蚬，大同小异。寇氏止言冷，而不言湿。湿生热，热久则气上升而生痰生风，何冷之有？

【主治】止渴除热，解酒毒，去眼赤。孟诜。明目除湿，主妇人劳损下血。藏器。除烦，解热毒，血崩带下，痔瘘，压丹石药毒。以黄连末纳入取汁，点赤眼、眼暗。日华。

蚌粉

【气味】咸，寒，无毒。〔日华曰〕能制石亭脂。〔镜源曰〕能制硫黄。

【主治】诸疳，止痢并呕逆。醋调，涂痈肿。日华。烂壳粉：治反胃，心胸痰饮，用米饮服。藏器。解热燥湿，化痰消积，止白浊带下痢疾，除湿肿水嗽，明目，搽阴疮湿疮痱痒。时珍。

【发明】〔时珍曰〕蚌粉与海蛤粉同功，皆水产也。治病之要，只在清热行湿而已。日华言其治疳。近有一儿病疳，专食此粉，不复他食，亦一异也。

【附方】新六。反胃吐食用真正蚌粉，每服称过二钱，捣生姜汁一盏，再入米醋同调送下。（急救良方）。痰饮咳嗽用真蚌粉新瓦炒红，入青黛少许，用淡齑水滴麻油数点，调服二钱。类编云：徽宗时，李防御为入内医官时，有宠妃病痰嗽，终夕不寐，面浮如盘。徽宗呼李治之，诏令供状，三日不效当诛。李忧惶技穷，与妻泣别。忽闻外叫卖：咳嗽药一文一帖，吃了即得睡。李市十帖视之，其色浅碧。恐药性犷悍，并三服自试之，无他。乃取三帖为一，入内授妃服之。是夕嗽止，比晓面消，内侍走报，天颜大喜，赐金帛直万缗。李恐索方，乃寻访前卖药人，饮以酒，厚价求之，则此方也。云自少时从军，见主帅有此方，剽得以度余生耳。痈疽赤肿用米醋和蚌蛤灰涂之。待其干，即易之。（千金）。雀目夜盲遇夜不能视物。用建昌军螺儿蚌粉三钱，为末，水飞过，雄猪肝一叶，披开纳粉扎定，以第二米泔煮七分熟，仍别以蚌粉蘸食，以汁送下。一日一作。与夜明砂同功。（直指方）。脚指湿烂用蚌蛤粉干搽之。寿域。积聚痰涎结于胸膈之间，心腹疼痛，日夜不止，或干呕哕食者，炒粉丸主之。用蚌粉一两，以巴豆七粒同炒赤，去豆不用，醋和粉丸梧子大。每服二十丸，姜酒下。丈夫脐腹痛，茴香汤下。女人血气痛，童便和酒下。（孙氏仁存方）。

蚬

（宋《嘉祐》）

【释名】扁螺〔时珍曰〕蚬，晛也。壳内光耀，如初出日采也。隋书云：刘臻父显嗜蚬，呼蚬为扁螺。

【集解】〔藏器曰〕处处有之。小如蚌，黑色。能候风雨，以壳飞。〔时珍曰〕溪湖中多有之。其类亦多，大小厚薄不一。渔家多食之耳。

肉

【气味】甘、咸，冷，无毒。〔藏器曰〕微毒。多食发嗽，及冷气消肾。

【主治】治时气，开胃，压丹石药毒及疔疮，下湿气，通乳，糟煮食良。生浸取汁，洗疔疮。苏恭。去暴热，明目，利小便，下热气脚气湿毒，解酒毒目黄。浸汁服，治消渴。日华。生蚬浸水，洗痘痈，无瘢痕。时珍。

烂壳

【气味】咸，温，无毒。

【主治】止痢。弘景。治阴疮。苏恭。疗失精反胃。日华。烧灰饮服，治反胃吐食。除心胸痰水。藏器。化痰止呕，治吞酸心痛及暴嗽。烧灰，涂一切湿疮，与蚌粉同功。时珍。

【附方】旧一，新二。卒嗽不止用白蚬壳捣为细末。以熟米饮调，每服一钱，日三服，甚效。出急救良方。痰喘咳嗽用白蚬壳（多年陈者）烧过存性，为极细末。以米饮调，服一钱，日三服。（急救方）。反胃吐食用黄蚬壳并田螺壳（并取久在泥中者）各等分，炒成白灰。每二两，入白梅肉四个，捣和为丸，再入砂盒子内，盖定泥固，煅存性，研细末。每服二钱，用人参、缩砂汤调下。不然，用陈米饮调服亦可。凡觉心腹胀痛，将发反胃，即以此药治之。（百一方）。

石决明

（《别录》上品）

【释名】九孔螺日华。壳名千里光〔时珍曰〕决明、千里光，以功名也。九孔螺，以形名也。

【集解】〔弘景曰〕俗云是紫贝。人皆水渍，熨眼颇明。又云是鳆鱼甲。附石生，大者如手，明耀五色，内亦含珠。〔恭曰〕此是鳆鱼甲也。附石生，状如蛤，惟一片无对，七孔者良。今俗用紫贝，全非。〔颂曰〕今岭南州郡及莱州海边皆有之，采无时。旧注或以为紫贝，或以为腹鱼甲。按紫贝即今砑螺，殊非此类。鳆鱼乃王莽所嗜者，一边着石，光明可爱，自是一种，与决明相近也。决明壳大如手，小者如三两指大，可以浸水洗眼，七孔九孔者良，十孔者不佳。海人亦啖其肉。〔宗奭曰〕登、莱海边甚多。人采肉供馔，及干充苞苴。肉与壳两可用。〔时珍曰〕石决明形长如小蚌而扁，外皮甚粗，细孔杂杂，内则光耀，背侧一行有孔如穿成者。生于石崖之上，海人泅水，乘其不意，即易得之。否则紧黏难脱也。陶氏以为紫贝，雷氏以为真珠母，杨倞注荀子以为龟脚，皆非矣。惟鳆鱼是一种二类，故功用相同。吴越人以糟决明、酒蛤蜊为美品者，即此。

【修治】〔珣曰〕凡用以面裹煨熟，磨去粗皮，烂捣，再乳细如面，方堪入药。〔敩曰〕每五两用盐半两，同东流水入瓷器内煮一伏时，捣末研粉。再用五花皮、地榆、阿胶各十两，以东流水淘三度，日干，再研一万下，入药。服至十两，永不得食山桃，令人丧目。〔时珍曰〕今方家只以盐同东流水煮一伏时，研末水飞用。

壳

【气味】咸，平，无毒。〔保昇曰〕寒。〔宗奭曰〕肉与壳功同。

【主治】目障翳痛，青盲。久服，益精轻身。别录。明目磨障。日华。肝肺风热，青盲内障，骨蒸劳极。李珣。水飞，点外障翳。寇宗奭。通五淋。时珍。

【附方】旧一，新四。羞明怕日用千里光、黄菊花、甘草各一钱，水煎，冷服。（明目集验方）。痘后目翳用石决明（火煅，研）、谷精草各等分，共为细末，以猪肝蘸食。（鸿飞集）。小便五淋用石决明去粗皮，研为末，飞过，熟水服二钱，每日二服。如淋中有软硬物，即加朽木末五分。（胜金方）。肝虚目翳凡气虚、血虚、肝虚，眼白俱赤，夜如鸡啄，生浮翳者。用海蚌壳（烧过成灰）、木贼（焙）各等分为末。每服三钱，用姜、枣同水煎，和渣通口服。每日服二次。（经验方）。青盲雀目用石决明一两（烧过存性），外用苍术三两，（去皮）为末。每服三钱，以猪肝批开，入药末在内扎定，砂罐煮熟，以气熏目。待冷，食肝饮汁。（龙木论）。解白酒酸用石决明（不拘多少）数个，以火炼过，研为细末。将酒烫热，以决明末搅入酒内，盖住。一时取饮之，其味即不酸。

海蛤

（《本经》上品）

【释名】〔时珍曰〕海蛤者，海中诸蛤烂壳之总称，不专指一蛤也。旧本云一名魁蛤，则又指是一物矣。系是误书，今削之。

【集解】〔别录曰〕海蛤生东海。〔保昇曰〕今登、莱、沧州海沙湍处皆有，四五月淘沙取之。南海亦有之。〔恭曰〕海蛤细如巨胜子，光净莹滑者好。其粗如半杏人者为蛤，不堪入药。〔时珍曰〕按沈存中笔谈云：海蛤即海边沙泥中得之。大者如棋子，小者如油麻粒，黄白色，或黄赤相杂。盖非一类，乃诸蛤之壳，为海水蛖砺，日久光莹，都非旧质。蛤类至多，不能分别其为何蛤，故通谓之海蛤也。余见下条。

【正误】〔吴普曰〕海蛤头有文，文如磨齿。〔时珍曰〕此乃魁蛤，非海蛤也，盖误矣，今正之。

〔弘景曰〕海蛤至滑泽，云从雁屎中得之，二三十过方为良。今人多取相类者磨荡之。〔日华曰〕此是雁食鲜蛤粪出者，有文彩为文蛤，无文彩为海蛤。乡人又以海边烂蛤壳，风涛打磨莹净者，伪作之。〔藏器曰〕二说皆非也。海蛤是海中烂壳，久在沙泥，风波淘洗，自然圆净无文，有大有小，以小者为佳，非一一从雁腹中出也。文蛤是未烂时壳犹有文者。二物本同一类。正如烂蚬、蚌壳，所主亦与生者不同也。假如雁食蛤壳，岂择文与不文耶？〔宗奭曰〕海蛤、文蛤，陈说极是。今海中无雁，岂有粪耶？蛤有肉时，犹可食也；肉既无矣，安得更粪过二三十次耶？陶说谬矣。〔时珍曰〕海蛤是诸蛤烂壳，文蛤自是一种。陈氏言文蛤是未烂时壳，则亦泛指诸蛤未烂者矣，其说未稳。但海中蛤蚌名色虽殊，性味相类，功用亦同，无甚分别也。

【修治】〔敩曰〕凡使海蛤，勿用游波虫骨。真相似，只是面上无光。误饵之，令人狂走欲投水，如鬼祟，惟醋解之立愈。其海蛤用浆水煮一伏时，每一两入地骨皮、柏叶各二两，同煮一伏时，东流水淘三次，捣粉用。〔保升曰〕取得，以半天河煮五十刻，以枸杞汁拌匀，入篗竹筒内蒸一伏时，捣用。

【气味】苦、咸，平，无毒。〔吴普曰〕神农：苦。岐伯：甘。扁鹊：咸。〔权曰〕有小毒。〔之才曰〕蜀漆为之使。畏狗胆、甘遂、芫花。

【主治】咳逆上气，喘息烦满，胸痛寒热。本经。疗阴痿。别录。主十二水满急痛，利膀胱大小肠。唐注。治水气浮肿，下小便，治嗽逆上气，项下瘤瘿。甄权。疗呕逆，胸胁胀急，腰痛五痔，妇人崩中带下。日华。止消渴，润五脏，治服丹石人有疮。萧炳。清热利湿，化痰饮，消积聚，除血痢，妇人血结胸，伤寒反汗搐搦，中风瘫痪。时珍。

【附方】旧二，新七。水痢肿满〔藏器曰〕用海蛤、杏仁、汉防己、枣肉各二两，葶苈六两，为末研，丸梧子大。一服十丸，服至利下水为妙。水肿发热小便不通者，海蛤汤主之。海蛤、木通、猪苓、泽泻、滑石、黄葵子、桑白皮各一钱，灯心三分，水煎服，日二。（圣惠方）。石水肢瘦其腹独大者，海蛤丸主之。海蛤（煅粉）、防己各七钱半，葶苈、赤茯苓、桑白皮各一两，陈橘皮、郁李仁各半两，为末，蜜丸如梧子大。每米饮下五十丸，日二次。（圣济总录）。气肿湿肿用海蛤、海带、海藻、海螵蛸、海昆布、凫茨、荔枝壳等分，流水煎服，日二次。（何氏）。血痢内热海蛤末，蜜水调服二钱，日二。（传信）。伤寒血结胸胀痛不可近，仲景无方，宜海蛤散主之，并刺期门穴。用海蛤、滑石、甘草各一两，芒硝半两，为末。每服二钱，鸡子清调服。更服桂枝红花汤，发其汗则愈。盖膻中血聚则小肠壅，小肠壅则血不行。服此则小肠通，血流行而胸膈利矣。朱肱活人书。伤寒搐搦〔寇宗奭曰〕伤寒出汗不彻，手脚搐者。用海蛤、川乌头各一两，穿山甲二两，为末，酒丸如弹子大，捏扁，置所患足心下。别擘葱白盖药，以帛缠定。于暖室中热水浸脚至膝上，水冷又添，候遍身汗出为度。凡一二日一作，以知为度。中风瘫痪方同上。又具鲮鲤甲下。衄血不止蛤粉一两（罗七遍），槐花半两（炒焦），研匀。每服一钱，新汲水调下。（杨氏家藏方）。

蛤蜊

（梨　宋《嘉祐》）

【释名】〔时珍曰〕蛤类之利于人者，故名。

【集解】〔机曰〕蛤蜊，生东南海中，白壳紫唇，大二三寸者。闽、浙人以其肉充海错，亦作为酱醯。

其壳火煅做粉，名曰蛤蜊粉也。

肉

【气味】咸，冷，无毒。〔藏曰〕此物性虽冷，乃与丹石相反，服丹石人食之，令腹结痛。

【主治】润五脏，止消渴，开胃治老癖为寒热，妇人血块，宜煮食之。禹锡煮食醒酒。弘景。

【发明】〔时珍曰〕按高武痘疹正宗云：俗言蛤蜊海错能发疹，多致伤损脾胃，生痰作呕作泻，此皆嘻笑作罪也。又言痘毒入目者，以蛤蜊汁点之可代空青。夫空青得铜之精气而生，性寒可治赤目。若痘毒是脏腑毒气上冲，非空青可治。蛤蜊虽寒，而湿中有火，亦不可不知矣。

蛤蜊粉

【释名】海蛤粉〔时珍曰〕海蛤粉者，海中诸蛤之粉，以别江湖之蛤粉、蚌粉也。今人指称，但曰海粉、蛤粉，寇氏所谓『众蛤之灰』是矣。近世独取蛤蜊粉入药，然货者亦多众蛤也。大抵海中蚌、蛤、蚶、蛎，性味咸寒，不甚相远，功能软散，小异大同；非若江湖蚌蛤，无咸水浸渍，但能清热利湿而已。今药肆有一种状如线粉者，谓之海粉，得水则易烂，盖后人因名售物也。然出海中沙石间，故功亦能化痰软坚。

【修治】〔震亨曰〕蛤粉，用蛤蜊烧煅成粉，不入煎剂。〔时珍曰〕按吴球云：凡用蛤粉，取紫口蛤蜊壳，炭火煅成，以熟栝楼连子同捣，和成团，风干用，最妙。

【正误】〔机曰〕丹溪有言，蛤粉即是海石，寇氏以海石注蛤粉，则二物可通用矣。海石即海蛤，蛤粉即蛤蜊壳烧成也。〔时珍曰〕海石乃海中浮石也，详见石部。汪氏诬引朱、寇之说为证，陈嘉谟本草又引为据。今考二公本书，并无前说，今正其误。

【气味】咸，寒，无毒。

【主治】热痰湿痰，老痰顽痰，疝气白浊带下。同香附末，姜汁调服，主心痛。震亨。清热利湿，化痰饮，定喘嗽，止呕逆，消浮肿，利小便，止遗精白浊，心脾疼痛，化积块，解结气，消瘿核，散肿毒，治妇人血病。油调，涂汤火伤。时珍。

【发明】〔震亨曰〕蛤粉能降能消，能软能燥。〔时珍曰〕寒制火而咸润下，故能降焉；寒散热而咸走血，故能消焉。坚者软之以咸，取其属水而性润也；湿者燥之以渗，取其经火化而利小便也。〔好古曰〕蛤粉乃肾经血分之药，故主湿嗽肾滑之疾。

【附方】旧一，新三。气虚水肿昔滁州酒库攒司陈通，患水肿垂死，诸医不治。一妪令以大蒜十个捣如泥，入蛤粉，丸梧子大。每食前，白汤下二三十丸。服尽，小便下数桶而愈。（普济方）。心气疼痛真蛤粉炒过白，佐以香附末等分，白汤淬服。（圣惠方）。白浊遗精洁古云：阳盛阴虚，故精泄也，真珠粉丸主之。用蛤粉（煅）一斤，黄檗（新瓦炒过）一斤，为细末，白水丸如梧子大。每服一百丸，空心用温酒下，日二次。蛤粉味咸而且能补肾阴，黄檗苦而降心火也。雀目夜盲真蛤粉炒黄为末，以油蜡化和，丸皂子大，内于猪腰子中，麻扎定，蒸食之。一日一服。（儒门事亲）。

车渠

（《海药》）

【校正】自玉石部移入此。

【释名】海扇〔时珍〕按韵会云：车渠，海中大贝也。背上垄文如车轮之渠，故名。车沟曰渠。刘绩霏雪录云：海扇，海中甲物也。其形如扇，背文如瓦屋。三月三日潮尽乃出。梵书谓之牟婆洛揭拉婆。

【集解】〔李殉曰〕车渠，云是玉石之类。生西国，形如蚌蛤，有文理。西域七宝，此其一也。〔时珍曰〕车渠，大蛤也。大者长二三尺，阔尺许，厚二三寸。壳外沟垄如蚶壳而深大，皆纵文如瓦沟，无横文也。壳内白皙如玉。亦不甚贵，番人以饰器物，谬言为玉石之类。或云玉中亦有车渠，而此蛤似之故也。沈存中笔谈云：车渠大者如箕，背有渠垄如蚶壳，以作器，致如白玉。杨慎丹铅录云：车渠作杯，注酒满过一分不溢。试之果然。

壳

【气味】甘、咸，大寒，无毒。

【主治】安神镇宅，解诸毒药及虫螫。同玳瑁等分，磨人乳服之，极验。珣。

【发明】〔时珍曰〕车渠盖瓦垄之大者，故其功用亦相仿佛。

紫贝

（《唐本草》）

【释名】文贝纲目。砑螺〔时珍曰〕南州异物志云：文贝甚大，质白文紫，天姿自然，不假外饰而光彩焕烂。故名。〔颂曰〕画家用以砑物。故名曰砑螺也。

【集解】〔恭曰〕紫贝出东、南海中。形似贝子而大二三寸，背有紫斑而骨白。南夷采以为货市。

〔宗奭曰〕紫贝背上深紫有黑点。〔颂曰〕贝类极多，古人以为宝货，而紫贝尤贵。后世以多见贱，而药中亦希使之。〔时珍曰〕按陆玑诗疏云：紫贝，质白如玉，紫点为文，皆行列相当。大者径一尺七八寸。交趾、九真以为杯盘。

【修治】同贝子。

【气味】咸，平，无毒。

【主治】明目，去热毒。唐本。小儿斑疹目翳。时珍。

【附方】新一。斑疹入目紫贝一个（即砑螺也），生研细末，用羊肝切片，掺上扎定，米泔煮熟，瓶盛露一夜，空心嚼食之。（婴童百问）。

淡菜

（宋《嘉祐》）

【释名】壳菜浙人所呼。海蜌音陛。东海夫人〔时珍曰〕淡以味，壳以形，夫人以似名也。

【集解】〔藏器曰〕东海夫人，生东南海中。似珠母，一头尖，中衔少毛。味甘美，南人好食之。〔诜曰〕常时烧食即苦，不宜人。与少米先煮熟，后除去毛，再入萝卜，或紫苏，或冬瓜同煮，即更妙。〔日华曰〕虽形状不典，而甚益人。〔时珍曰〕按阮氏云：淡菜生海藻上，故治瘿与海藻同功。

【气味】甘，温，无毒。〔日华曰〕不宜多食。多食令人头目闷暗，得微利即止。〔藏器曰〕多食发丹石，令人肠结。久食脱人发。

【主治】虚劳伤惫，精血衰少，及吐血，久痢肠鸣，腰痛疝瘕，妇人带下，产后瘦瘠。藏器。产后血结，腹内冷痛，治症瘕，润毛发，治崩中带下，烧食一顿令饱。孟诜。煮熟食之，能补五脏，益阳事，理腰脚气，能消宿食，除腹中冷气痃癖。亦可烧汁沸出食之。日华。消瘿气。时珍。

田螺

（《别录》上品）

【集解】〔弘景曰〕田螺生水田中，及湖渎岸侧。形圆，大如梨、橘，小者如桃、李，人煮食之。〔保昇曰〕状类蜗牛而尖长，青黄色，春夏采之。〔时珍曰〕螺，蚌属也。其壳旋文。其肉视月盈亏，故王充云：月毁于天，螺消于渊。说卦云：离为螺，为蚌，为龟，为鳖，为蟹。皆以其外刚而内柔也。

肉

【气味】甘，大寒，无毒。

【主治】目热赤痛，止渴。别录。煮汁，疗热醒酒。用真珠、黄连末内入，良久，取汁注目中，止目痛。弘景。煮食，利大小便，去腹中结热，目下黄，脚气冲上，小腹急硬，小便赤涩，手足浮肿。生浸取汁饮之，止消渴。捣肉，傅热疮。藏器。压丹石毒。孟诜。利湿热，治黄疸。捣烂贴脐，引热下行，止噤口痢，下水气淋闭。取水，搽痔疮胡臭。烧研，治瘰疬癣疮。时珍。

【附方】旧二，新二十一。消渴饮水日夜不止，小便数者。心镜：用田螺五升，水一斗，浸一夜，渴即饮之。每日一换水及螺。或煮食饮汁亦妙。圣惠：用糯米二升，煮稀粥一斗，冷定。入田中活螺三升在内，待食粥尽，吐沫出，乃收饮之，立效。肝热目赤。药性论：用大田螺七枚洗净，新汲水养去泥秽，换水一升浸洗取起。于净器中，着少盐花于甲内，承取自然汁点目。逐个用了，放去之。烂弦风眼方法同上，但以铜绿代盐花。饮酒口糜螺、蚌煮汁饮。（圣惠）。酒醉不醒用水中螺、蚌，葱、豉煮食饮汁，即解。（肘后）。小便不通腹胀如鼓。用田螺一枚，盐半匕，生捣，傅脐下一寸三分，即通。熊彦诚曾得此疾，异人授此方果愈。（类编）。噤口痢疾用大田螺二枚捣烂，入麝香三分做饼，烘热贴脐间。半日，热气下行，即思食矣。甚效。丹溪。肠风下血因酒毒者。大田螺五个，烧至壳白肉干，研末，作一服，热酒下。百一。大肠脱肛脱下三五寸者。用大田螺二三枚，将井水养三四日，去泥。用鸡爪黄连研细末，入靥内，待化成水。以浓茶洗净肛门，将鸡翎蘸扫之。以软帛托上，自然不再复发也。（德生堂经验方）。反胃呕噎田螺洗净水养，待吐出泥，澄取晒半干，丸梧子大。每服三十丸，藿香汤下。烂壳研服亦可。（经验方）。水气浮肿用大田螺、大蒜、车前子等分，捣膏摊贴脐上，水从便旋而下。象山县民病此，得是方而愈。（仇远稗史）。酒疸诸疸用田螺将水养数日，去泥，取出生捣烂，入好酒内，用布帛滤过，将汁饮之，日三服，日效。寿域脚气攻注用生大田螺捣烂，傅两股上，便觉冷趋至足而安。又可敷丹田，利小便。董守约曾用有效。（稗史）。痔漏疼痛乾坤生意：用田螺一个，入片脑一分在内，取水搽之。仍先以冬氏汤洗净。孙氏：用田螺一枚，用针刺破，入白矾末同埋一夜，取螺内水扫疮上，又善能止痛也，甚妙。袖珍：用马齿苋汤洗净，捣活螺蛳傅上，其病即愈。腋气胡臭乾坤生意：用田螺一个，水养，俟靥开，挑巴豆仁一个在内，取置杯内，夏一夜，冬七夜，自然成水。常取搽之，久久绝根。又方：大田螺一个，入麝香二分在内，埋露地七七日，取出。看患洗拭，以墨涂上，再洗，看有墨处是患窍，以螺汁点之，三五次即瘥。瘰疬溃破用田螺连肉烧存性，香油调搽。（集要方）。疔疮恶肿用田螺入冰片，化水点疮上。（普济）。风虫癣疮用螺蛳十个，槿树皮末一两，同入碗内蒸熟，捣烂，入矾红三钱，以盐水调搽。（孙氏）。绕指毒疮生手足指上。以活田螺一枚，生用捣碎缚之，即瘥。多能鄙事。妒精阴疮大田螺二个，和壳烧存性，入轻粉同研，傅之，效。（医林集要）。

壳

【气味】甘，平，无毒。

【主治】烧研，主尸疰心腹痛，失精。止泻。别录。烂者烧研水服，止反胃，去卒心痛。藏器。烂壳研细末服之，止下血，小儿惊风有痰，疮疡脓水。时珍。

【附方】新三。心脾痛不止者，水甲散主之。用田螺壳（溪间者亦可），以松柴片层层叠上，烧过火，吹去松灰，取壳研末。以乌沉汤、宽中散之类，调服二钱，不传之妙。（集要）。小儿头疮田螺壳烧存性，清油调，掺之。（圣惠）。小儿急惊远年白田螺壳烧灰，入麝香少许，水调灌之。（普济）。

寄居虫

（《拾遗》）

【释名】寄生虫。

【集解】〔藏器曰〕陶注蜗牛云：海边大有，似蜗牛，火炙壳便走出，食之益人。按寄居在螺壳间，非螺也。候螺蛤开，即自出食；螺蛤欲合，已还壳中。海族多被其寄。又南海一种似蜘蛛，入螺壳中，负壳而走。触之即缩如螺，火炙乃出。一名𧉧。无别功用。〔时珍曰〕案孙愐云：寄居在龟壳中者名曰蜎。则寄居亦非一种也。

【气味】缺。

【主治】益颜色，美心志。弘景。

海燕

（《纲目》）

【集解】〔时珍曰〕海燕出东海。大二寸，状扁面圆，背上青黑，腹下白脆，似海螵蛸，有纹如簟茵。口在腹下，食细沙。口旁有五路正勾，即其足也。临海水土记云：阳遂足，生海中。背青黑，腹白，有五足，不知头尾。生时体软，死即干脆。即此物也。临海异物志载『燕鱼长五寸，阴雨则飞起丈余』，此或同名者也。

【气味】咸，温，无毒。

【主治】阴雨发损痛，煮汁服，取汗即解。亦入滋阳药。时珍。

第十五卷 禽部

鹤

（宋《嘉祐》）

【释名】仙禽纲目。胎禽〔时珍曰〕鹤字，篆文象翘首短尾之形。一云白色皠皠，故名。八公相鹤经云：鹤乃羽族之宗，仙人之骥，千六百年乃胎产。则胎、仙之称以此。世谓鹤不卵生者，误矣。

【集解】〔禹锡曰〕鹤有玄有黄，有白有苍。入药用白者，他色次之。〔时珍曰〕鹤大于鹄，长三尺，高三尺余，喙长四寸。丹顶赤目，赤颊青脚，修颈凋尾，粗膝纤指。白羽黑翎，亦有灰色、苍色者。尝以夜半鸣，声唳云霄。雄鸣上风，雌鸣下风，声交而孕。亦啖蛇虺，闻降真香烟则降，其粪能化石，皆物类相感也。按相鹤经云：鹤，阳鸟也，而游于阴。行必依洲渚，止不集林木。二年落子毛，易黑点；三年产伏；又七年羽翮具；又七年飞薄云汉；又七年舞应节；又七年鸣中律；又七年大毛落，氄毛生，或白如雪，或黑如漆；百六十年雌雄相视而孕；千六百年形始定，饮而不食，乃胎化也。又按俞琰云：龟鹤能运任脉，故多寿。无死气于中也。鹤骨为笛，甚清越。

白鹤血

【气味】咸，平，无毒。

【主治】益气力，补虚乏，去风益肺。嘉祐。

【发明】〔禹锡曰〕按穆天子传云：天子至巨蒐二氏，献白鹤之血饮之。云益人气力也。

脑

【主治】和天雄、葱实服之，令人目明，夜能书字。抱朴子。

卵

【气味】甘、咸，平，无毒。

【主治】预解痘毒，多者令少，少者令不出。每用一枚煮，与小儿食之。时珍。出活幼全书。

骨

【主治】酥炙，入滋补药。时珍。

肫中砂石子

【主治】磨水服，解蛊毒邪。嘉祐。

鹅

（《别录》上品）

【释名】家雁纲目。舒雁〔时珍曰〕鹅鸣自呼。江东谓之舒雁，似雁而舒迟也。

【集解】〔时珍曰〕江淮以南多畜之。有苍、白二色，及大而垂胡者。并绿眼黄喙红掌，善斗，其夜鸣应更。师旷禽经云『脚近臎者能步』，鹅、鹜是也。又云『鹅伏卵则逆月』，谓向月取气助卵也。性能啖蛇及蚓，制射工，故养之能辟虫虺，或言鹅性不食生虫者，不然。

白鹅膏腊月炼收。

【气味】甘，微寒，无毒。

【主治】灌耳，治卒聋。别录。润皮肤，可合面脂。日华。涂面急，令人悦白。唇沛，手足皴裂，消痈肿，解礜石毒。时珍。

肉

【气味】甘，平，无毒。〔日华曰〕白鹅：辛，凉，无毒。苍鹅：冷，有毒，发疮肿。〔诜曰〕鹅肉性冷，多食令人霍乱，发痼疾。〔李鹏飞曰〕嫩鹅毒，老鹅良。

【主治】利五脏。别录解五脏热，服丹石人宜之。孟诜。煮汁，止消渴。藏器。

【发明】〔藏器曰〕苍鹅食虫，主射工毒为良；白鹅不食虫，止渴为胜。〔时珍曰〕鹅气味俱厚，发风发疮，莫此为甚，火熏者尤毒。曾目击其害，而本草谓其性凉利五脏，韩懋医通谓其疏风，岂其然哉？又葛洪肘后方云：人家养白鹅、白鸭，可辟、食射工。则谓白鹅不食虫、不发病之说，亦非矣。但比苍鹅薄乎云耳。若夫止渴，凡发胃气者皆能生津，岂独止渴者便曰性凉乎？参苓白术散乃治渴要药，何尝寒凉耶？

臎一名尾罂，尾肉也。〔时珍曰〕内则『舒雁臎不可食』，为气臊可厌耳，而俗夫嗜之。

【主治】涂手足皴裂。纳耳中，治聋及聤耳。日华。

血

【气味】咸，平，微毒。

【主治】中射工毒者，饮之，并涂其身。陶弘景。解药毒。〔时珍曰〕祈祷家多用之。

胆

【气味】苦，寒，无毒。

【主治】解热毒及痔疮初起，频涂抹之，自消。时珍。

【附方】新一。痔疮有核白鹅胆二三枚，取汁，入熊胆二分，片脑半分，研匀，瓷器密封，勿令泄气。用则手指涂之，立效。（刘氏保寿堂方）。

卵

【气味】甘，温，无毒。

【主治】补中益气。多食发痼疾。孟诜。

涎

【主治】咽喉谷贼。时珍。

【发明】〔时珍曰〕按洪迈夷坚志云：小儿误吞稻芒，着咽喉中不能出者，名曰谷贼。惟以鹅涎灌之即愈。盖鹅涎化谷相制耳。

毛

【主治】射工水毒。别录。小儿惊痫。又烧灰酒服，治噎疾。苏恭。

【发明】〔弘景曰〕东川多溪毒，养鹅以辟之，毛羽亦佳，并饮其血。鹅未必食射工，盖以威相制耳。〔时珍曰〕禽经云：鹅飞则蜮沉。蜮即射工也。又岭南异物志云：邕州蛮人选鹅腹毳毛为衣、被絮，柔暖而性冷。婴儿尤宜之，能辟惊痫。柳子厚诗云『鹅毛御腊缝山罽』，即此。盖毛与肉性不同也。

【附方】新二。通气散治误吞铜钱及钩绳。鹅毛一钱（烧灰），磁石皂子大（煅），象牙一钱（烧存性），为末。每服半钱，新汲水下。（医方妙选）。噎食病白鹅尾毛烧灰，米汤每服一钱。

掌上黄皮

【主治】烧研，搽脚趾缝湿烂。焙研，油调，涂冻疮良。时珍　出谈野翁诸方。

屎

【主治】绞汁服，治小儿鹅口疮。时珍。出秘录。苍鹅屎：傅虫、蛇咬毒。日华。

【附方】新一。鹅口疮自内生出可治，自外生入不可治。用食草白鹅下清粪滤汁，入砂糖少许搽之；或用雄鹅粪眠倒者烧灰，入麝香少许搽之，并效。（永类钤方）。

雁

（《本经》上品）

【释名】鸿〔时珍曰〕按禽经云：䲦以水言，自北而南；鴈以山言，自南而北。张华注云：䲦鴈并音雁。冬则适南，集于水干，故字从干；春则向北，集于山岸，故字从岸。小者曰雁，大者曰鸿，鸿，大也。多集江渚，故从江。梵书谓之僧娑。

【集解】〔别录曰〕雁生江南池泽，取无时。〔弘景曰〕诗疏云：大曰鸿，小曰雁。今雁类亦有大小，皆同一形。又有野鹅大于雁。似人家苍鹅，谓之驾鹅。雁在江湖，夏当产伏，故皆往北，恐雁门北人不食之也。虽采无时，以冬月为好。〔恭曰〕雁为阳鸟，与燕往来相反，冬南翔，夏北徂，孳育于北也，岂因北人不食之乎？〔宗奭曰〕雁热则即北，寒则即南，以就和气。所以为礼币者，一取其信，二取其和也。〔时珍曰〕雁状似鹅，亦有苍、白二色。今人以白而小者为雁，大者为鸿，苍者为野鹅，亦曰䴚鹅，尔雅谓之鴚鹅也。雁有四德：寒则自北而南，止于衡阳，热则自南而北，归于雁门，其信也；飞则有序而前鸣后和，其礼也；失偶不再配，其节也；夜则群宿而一奴巡警，昼则衔芦以避缯缴，其智也。而捕者豢之为媒，以诱其类，是则一愚矣。南来时瘠瘦不可食，北向时乃肥，故宜取之。又汉、唐书，并载有五色雁云。

雁肪

【正误】一名鹜肪。〔弘景曰〕鹜是野鸭，本经雁肪亦名鹜，肪是雁鹜相类而误耳。

【气味】甘，平，无毒。

【主治】风挛拘急偏枯，血气不通利。久服益气不饥，轻身耐老。本经。心镜云：上证，用肪四两炼净。每日空心暖酒服一匙。长毛发须眉。别录。〔诜曰〕合生发膏用之。杀诸石药毒。吴普。治耳聋。和豆黄作丸，补劳瘦，肥白人。日华。涂痈肿耳疳，又治结热胸痞呕吐。〔时珍曰〕外台治此证有雁肪汤。

【附方】新一。生发雁肪日日涂之。（千金方）。

肉

【气味】甘，平，无毒。〔思邈曰〕七月勿食雁，伤人神。礼云『食雁去肾』，不利人也。

【主治】风麻痹。久食助气，壮筋骨。日华。利脏腑，解丹石毒。时珍。

【发明】〔弘景曰〕雁肪人不多食，其肉亦应好。〔宗奭曰〕人不食雁，谓其知阴阳之升降，分少之行序也。道家谓之天厌，亦一说耳。食之则治诸风。

骨

【主治】烧灰和米泔沐头，长发。孟诜。

毛

【主治】喉下白毛，疗小儿痫有效。苏恭。自落翎毛，小儿佩之，辟惊痫。日华。

【发明】〔时珍曰〕案酉阳杂俎云：临邑人，春夏罗取鸿雁毛以御暑。又淮南万毕术云：鸿毛作囊，可以渡江。此亦中流一壶之意，水行者不可不知。

屎白

【主治】灸疮肿痛，和人精涂之。梅师。

凫

（《食疗》）

【释名】野鸭诗疏。野鹜同上。鸲音施。沉凫〔时珍曰〕凫从几（音殊），短羽高飞貌，凫义取此。尔雅云：鸲，沉凫也。凫性好没故也。俗作晨凫，云凫常以晨飞，亦通。

【集解】〔时珍曰〕凫，东南江海湖泊中皆有之。数百为群，晨夜蔽天，而飞声如风雨，所至稻粱一空。陆玑诗疏云：状似鸭而小，杂青白色，背上有文，短喙长尾，卑脚红掌，水鸟之谨愿者，肥而耐寒。或云食用绿头者为上，尾尖者次之。海中一种冠凫，头上有冠，乃石首鱼所化也。并宜冬月取之。

肉

【气味】甘，凉，无毒。〔诜曰〕九月以后，立春以前，即中食，大益病人，全胜家者，虽寒不动气。〔日华曰〕不可与胡桃、木耳、豆豉同食。

【主治】补中益气，平胃消食，除十二种虫。身上有诸小热疮，年久不愈者，但多食之，即瘥。孟诜。治热毒风及恶疮疖，杀腹脏一切虫，治水肿。日华。

血

【主治】解挑生蛊毒，热饮探吐。时珍。出摘玄。

鸳鸯

（宋《嘉祐》）

【释名】黄鸭纲目。匹鸟〔时珍曰〕鸳鸯终日并游，有宛在水中央之意也。或曰：雄鸣曰鸳，雌鸣曰鸯。崔豹古今注云：鸳鸯雄雌不相离，人获其一，则一相思而死，故谓之匹鸟。涅槃经谓之婆罗迦邻提。

【集解】〔时珍曰〕鸳鸯，凫类也，南方湖溪中有之。栖于土穴中，大如小鸭，其质杏黄色，有文采，红头翠鬣，黑翅黑尾，红掌，头有白长毛垂之至尾。交颈而卧，其交不再。

肉

【气味】咸，平，有小毒。〔孙曰〕苦，微温，无毒。〔瑞曰〕酸，无毒。〔禹锡曰〕多食，令人患大风。

【主治】诸瘘疥癣，以酒浸，炙令热，傅贴疮上，冷即易。嘉祐。清酒炙食，治瘘疮。作羹臛食之，令人肥丽。夫妇不和者，私与食之，即相爱怜。孟诜。炙食，治梦寐思慕者。孙思邈。

【附方】旧一，新一。五痔瘘疮鸳鸯一只，治如常法，炙熟细切，以五味、醋食之。作羹亦妙。（食医心镜）。血痔不止鸳鸯一只，治净切片，以五味、椒、盐腌炙，空心食之。（奉亲养老方）。

鸥

（《食物》）

【释名】鹥音医。水鸮〔时珍曰〕鸥者浮水上，轻漾如沤也。鹥者，鸣声也。鸮者，形似也。在海者名海鸥，在江者名江鸥，江夏人讹为江鹅也。海中一种随潮往来，谓之信凫。

【集解】〔时珍曰〕鸥生南方江海湖溪间。形色如白鸽及小白鸡，长喙长脚，群飞耀日，三月生卵。罗氏谓青黑色，误矣。

肉

【气味】缺。

雉

（《别录》中品）

【释名】野鸡〔宗奭曰〕雉飞若矢，一往而堕，故字从矢。今人取其尾置舟车上，欲其快速也。汉吕太后名雉，高祖改雉为野鸡。其实鸡类也。〔时珍曰〕黄氏韵会云：雉，理也。雉有文理也。故尚书谓之华虫，曲礼谓之疏趾。雉类甚多，亦各以形色为辨耳。禽经云：雉，介鸟也。素质五采备曰翚雉，青质五采备曰鹞雉，朱黄曰鷩雉，白曰鹎雉（音罩），玄曰海雉。尔雅云：鹞雉，青质五采。鳪雉，黄色自呼。翟雉，山雉也，长尾。鸹雉，长尾，走且鸣。秩秩，海雉也。梵书谓雉曰迦频阇罗。

【集解】〔时珍曰〕雉，南北皆有之。形大如鸡，而斑色绣翼。雄者文采而尾长，雌者文暗而尾短。其性好斗，其名曰鷕，（鷕音杳），其交不再，其卵褐色。将卵时，雌避其雄而潜伏之，否则雄食其卵也。月令仲冬雉始雊，谓阳动则雉鸣而勾其颈也。孟冬，雉入大水为蜃。蜃，大蛤也，陆佃埤雅云：蛇交雉则生蜃。蜃，蛟类也。类书云：蛇与雉交而生子，曰蟂。蟂，水生虫也。陆禋续水经云：蛇雉遗卵于地，千年而为蛟龙之属，似蛇四足，能害人。鲁至刚俊灵机要云：正月蛇与雉交生卵，遇雷入土数丈为蛇形，经二三百年成蛟飞腾。若卵不入土，仍为雉耳。又任昉述异记云：江淮中有兽名能（音耐），乃蛇精所化也。冬则为雉，春复为蛇。晋时武库有雉。张华曰：必蛇化也。视之果得蛇脱。此皆异类同情，造化之变易，不可臆测者也。

肉

【气味】酸，微寒，无毒。〔恭曰〕温。〔日华曰〕平，微毒。秋冬益，春夏毒。有痢人不可食。〔颂曰〕周礼·庖人供六禽，雉是其一，亦食品之贵。然有小毒，不可常食，损多益少。〔诜曰〕久食令人瘦。九月至十二月稍有补，他月则发五痔、诸疮疥。不与胡桃同食，发头风眩运及心痛。与菌蕈、木耳同食，发五痔，立下血。同荞麦面食，生肥虫。卵，同葱食，生寸白虫。自死爪甲不伸者，杀人。

【正误】〔思邈曰〕黄帝书云：丙午日勿食鸡、雉肉，丈夫烧死目盲，女人血死妄见。野鸡肉同家鸡子食，成遁尸，尸鬼缠身。〔弘景曰〕雉非辰属，正是离禽。丙午不可食，明王于火也。〔时珍曰〕雉属离火，鸡属巽木。故鸡煮则冠变，雉煮则冠红，明其属火也。春夏不可食者，为其食虫蚁，及与蛇交，变化有毒也。能发痔及疮疥，令人瘦病者，为其能生虫，与鸡肉同也。有鄙人者，假黄帝为书，谓丙午日不可食，及成遁尸之说，乃不经谬谈；而陶氏和之，孙氏取之，皆误矣。今正其误。

【主治】补中，益气力，止泄痢，除蚁瘘。别录。

【发明】〔时珍曰〕雉肉，诸家言其发痔，下痢人不可食，而别录用治痢、瘘何邪？盖雉在上应胃土，故能补中；而又食虫蚁，故能治蚁瘘，取其制伏耳。若久食及食非其时，则生虫有毒，故不宜也。

【附方】旧三，新一。脾虚下痢日夜不止。野鸡一只，如食法，入橘皮、葱、椒、五味，和作馄饨煮，空心食之。（食医心镜）。产后下痢用野鸡一只，作馄饨食之。同上。消渴饮水小便数。用野鸡一只、五味煮取（三升已来）汁饮之。肉亦可食，甚效。同上。心腹胀满野鸡一只（不拘雄雌），茴香（炒）、马芹子（炒）、川椒（炒）、陈皮、生姜等分，用醋以一夜蒸饼和雉肉作馅料，外以面皮包作馄饨，煮熟食。仍早服嘉禾散，辰服此，午服导气枳壳丸。（朱氏集验方）。

脑

【主治】涂冻疮。时珍。

嘴

【主治】蚁瘘。孙思邈。

尾

【主治】烧灰和麻油，傅天火丹毒。时珍。

屎

【主治】久疟。时珍。

【附方】新一。久疟不止雄野鸡屎、熊胆、五灵脂、恒山，等分为末，醋糊丸黑豆大。正发时，冷水下一丸。（圣惠方）。

白鹇

（《图经》）

【校正】原附雉条，今分出。

【释名】白鶾音寒。闲客〔时珍曰〕按张华云：行止闲暇，故曰鹇。李昉命为闲容，薛氏以为雉类，汪氏以为白雉。按尔雅白雉名雗，南人呼闲字如寒，则鹇即鶾音之转也。当作白鶾，如锦鸡谓之文鶾也。鶾者，羽美之貌。又西京杂记云：南粤王献白鹇、黑鹇各一。盖雉亦有黑色者，名鸬雉，彼通呼为鶾矣。

【集解】〔颂曰〕白鹇出江南，雉类也。白色，而背有细黑文。可畜，彼人亦食之。〔颖曰〕即白雉也。〔时珍曰〕鹇似山鸡而色白，有黑文如涟漪，尾长三四尺，体备冠距，红颊赤嘴丹爪，其性耿介。李太白言其卵可以鸡伏。亦有黑鹇。

肉

【气味】甘，平，无毒。

【主治】补中解毒。汪颖。

鹧鸪

（《唐本草》）

【释名】越雉〔时珍曰〕按禽经云：随阳，越雉也。飞必南翥。晋安曰怀南，江左曰逐影。张华注云：鹧鸪其名自呼，飞必南向。虽东西回翔，开翅之始，必先南翥。其志怀南，不徂北也。

【集解】〔孔志约曰〕鹧鸪生江南。行似母鸡，鸣云『钩辀格磔』者是。有鸟相似，不作此鸣者，则非矣。〔颂曰〕今江西、闽广、蜀夔州郡皆有之。形似母鸡，头如鹑，臆前有白圆点如真珠，背毛有紫赤浪文。〔时珍曰〕鹧鸪性畏霜露，早晚稀出，夜栖以木叶蔽身。多对啼，今俗谓其鸣曰『行不得哥』也。其性好洁，猎人因以䊧竿粘之，或用媒诱取。南人专以炙食充庖，云肉白而脆，味胜鸡、雉。

肉

【气味】甘，温，无毒。〔日华曰〕微毒。〔诜曰〕不可与竹笋同食，令人小腹胀。自死者不可食。或言此鸟，天地之神每月取一只飨至尊，所以自死者不可食。

【主治】岭南野葛、菌子毒，生金毒，及温疟久病欲死者，合毛熬酒渍服之。或生捣取汁服，最良。唐本。酒服，主蛊气欲死。日华。能补五脏，益心力聪明。孟诜。

【发明】〔时珍曰〕按南唐书云：丞相冯延巳，苦脑痛不已。太医吴廷绍曰：公多食山鸡、鹧鸪，其毒发也。投以甘草汤而愈。此物多食乌头、半夏苗，故以此解其毒尔。又类说云：杨立之通判广州，归楚州。因多食鹧鸪，遂病咽喉间生痈，溃而脓血不止，寝食俱废。医者束手。适杨吉老赴郡，邀诊之，曰：但先啖生姜片一斤，乃可投药。初食觉甘香，至半斤觉稍宽，尽一斤始觉辛辣，粥食入口，了无滞碍。此鸟好啖半夏，毒发耳，故以姜制之也。观此二说，则鹧鸪多食，亦有微毒矣；而其功用又能解毒解蛊，功过不相掩也。凡鸟兽自死者，皆有毒，不可食，为其受厉气也，何独鹧鸪即神取飧帝乎？鄙哉其言也！

脂膏

【主治】涂手皲瘃，令不龟裂。苏颂。

鹑

（《嘉祐》）

【释名】〔时珍曰〕鹑性醇，窜伏浅草，无常居而有常匹，随地而安，庄子所谓圣人鹑居是矣。其行遇小草即旋避之，亦可谓淳矣。其子曰䳺。〔宗奭曰〕其卵初生谓之罗鹑，至秋初谓之早秋，中秋以后谓之白唐，一物四名也。

【集解】〔禹锡曰〕鹑蛤蟆所化也。杨亿谈苑云：至道二年夏秋，汴人鬻鹑者，车载积市，皆蛙所比，犹有未全变者，列子所谓蛙声为鹑也。〔宗奭曰〕鹑有雌雄，常于田野屡得其卵，何得言化也？〔时珍曰〕鹑大如鸡雏，头细而无尾，毛有斑点，甚肥。雄者足高，雌者足卑。其性畏寒，其在田野，夜则群飞，昼则草伏。人能以声呼取之，畜令斗传。万毕术云：蛤蟆得瓜化为鹑。交州记云：南海有黄鱼，九月变为鹑。

以盐炙食甚肥美。盖鹑始化成，终以卵生，故四时常有之。鴽则始由鼠化，终复为鼠，故夏有冬无。

肉

【气味】甘，平，无毒。〔禹锡曰〕四月以前未堪食。不可合猪肝食，令人生黑子，合菌子食，令人发痔。

【主治】补五脏，益中续气，实筋骨，耐寒暑，消结热。和小豆、生姜煮食，止泻痢。酥煎食，令人下焦肥。嘉祐。小儿患疳，及下痢五色，旦旦食之，有效。寇宗奭。

【发明】〔时珍曰〕按董炳集验方云：魏秀才妻，病腹大如鼓，四肢骨立，不能贴席，惟衣被悬卧，谷食不下者数日矣。忽思鹑食，如法进之，遂运剧。少顷雨汗，莫能言，但有更衣状。扶而圊，小便突出白液，凝如鹅脂。如此数次，下尽遂起。此盖中焦湿热积久所致也。详本草鹑解热结，疗小儿疳，亦理固然也。董氏所说如此。时珍谨按：鹑乃蛙化，气性相同。蛙与蛤蟆皆解热治疳，利水消肿；则鹑之消鼓胀，盖亦同功云。

鷸

（音述《拾遗》）

【集解】〔藏器曰〕鷸如鹑，色苍嘴长，在泥涂间作鷸鷸声，村民云田鸡所化。亦鹌鹑类也。苏秦所谓鷸蚌相持者，即此。〔时珍曰〕说文云：鷸知天将雨则鸣，故知天文者冠鷸。今田野间有小鸟，未雨则啼者是矣。与翡翠同名而物异。

肉

【气味】甘，温，无毒。

【主治】补虚，甚暖人。藏器。

鸽

（宋《嘉祐》）

【释名】鹁鸽食疗。飞奴〔时珍曰〕鸽性淫而易合，故名。鹁者，其声也。张九龄以鸽传书，目为飞奴。梵书名迦布德迦。

【集解】〔宗奭曰〕鸽之毛色，于禽中品第最多，惟白鸽入药。凡鸟皆雄乘雌，此独雌乘雄，故其性最淫。〔时珍曰〕处处人家畜之，亦有野鸽。名品虽多，大要毛羽不过青、白、皂、绿、鹊斑数色。眼目有大小，黄、赤、绿色而已。亦与鸠为匹偶。

白鸽肉

【气味】咸。平，无毒。〔诜曰〕暖。

【主治】解诸药毒，及人、马久患疥，食之立愈。嘉祐。调精益气，治恶疮疥癣，风瘙白癜，疬疡风。炒熟酒服。虽益人，食多恐减药力。孟诜。

【附方】旧一，新一。消渴饮水不知足。用白花鸽一只，切作小片，以上苏煎，含咽。（心镜）。预解痘毒每至除夜，以白鸽煮炙饲儿，仍以毛煎汤浴之，则出痘稀少。

血

【主治】解诸药、百蛊毒。时珍。出事林广记。

卵

【主治】解疮毒、痘毒。时珍。

【附方】新一。预解痘毒小儿食之，永不出痘，或出亦稀。用白鸽卵一对，入竹筒封，置厕中，半月取出，以卵白和辰砂三钱，丸绿豆大。每服三十丸，三豆饮下，毒从大小便出也。（潜江方）。

屎名左盘龙〔时珍曰〕野鸽者尤良。其屎皆左盘，故宣明方谓之左盘龙也。

【气味】辛，温，微毒。

【主治】人、马疥疮，炒研傅之。驴，马，和草饲之。嘉祐。消肿及腹中痞块。汪颖消瘰疬诸疮，疗破伤风及阴毒垂死者，杀虫。时珍。

【附方】旧四，新六。带下排脓〔宗奭曰〕野鸽粪一两（炒微焦），白术、麝香各一分，赤芍药、青木香各半两，延胡索（炒赤）一两，柴胡三分，为末。温无灰酒空心调服一钱。候脓尽即止，后服补子脏药。破伤中风病传入里。用左蟠龙（即野鸽粪）、江鳔、白僵蚕各（炒）半钱，雄黄一钱，为末，蒸饼丸梧子大。每服十五丸，温酒下，取效。（保命集）。阴症腹痛面青甚者。鸽子粪一大抄，研末，极热酒一钟，和匀澄清，顿服即愈。（刘氏）。蛊毒腹痛白鸽屎烧研，饮和服之。（外台）。冷气心痛鸽屎烧存性，酒服一钱，即止。项上瘰疬左盘龙，炒研末，饭和，丸梧桐子大。每服三五十丸，米饮下。（张子和方）。头痒生疮白鸽屎五合，醋煮三沸，杵，傅之，日三上。（圣惠）。头疮白秃鸽粪研末傅之，先以醋、泔洗净。亦可烧研掺之。同上。反花疮毒初生恶肉如米粒，破之血出，肉随生，反出于外。用鹁鸽屎三两，炒黄为末。

温浆水洗后傅之。（圣惠方）。鹅掌风鸽屎白、雄鸡屎，炒研，煎水日洗。

斑鸠

（宋《嘉祐》）

【释名】斑隹音锥。锦鸠范汪方。鹁鸠左传注。祝鸠〔时珍曰〕鸠也，鹁也，其声也。斑也，锦也，其色也。隹者，尾短之名也。古者庖人以尸祝登尊俎，谓之祝鸠。此皆鸠之大而有斑者。其小而无斑者，曰隹，曰鷚（音葵），曰荆鸠，曰楚鸠也。鸠之子曰鹁鸠，曰役鸠，曰糠鸠，曰郎皋，曰辟皋。扬雄方言混列诸鸠，不足据。

【集解】〔禹锡曰〕斑鸠是处有之。春分化为黄褐侯，秋分化为斑鵻。黄褐侯，青鵻也。〔宗奭曰〕斑鸠有有斑者，有无斑者，有灰色者，有大者，有小者。虽有此数色，其用则一也。尝养之数年，并不见春秋分变化。〔时珍曰〕鸣鸠能化鹰，而斑鸠化黄褐侯之说，不知所出处。今鸠小而灰色，及大而斑如梨花点者，并不善鸣。惟项下斑如真珠者，声大能鸣，可以作媒引鸠，入药尤良。鸠性慤孝，而拙于为巢，才架数茎，往往堕卵。天将雨即逐其雌，霁则呼而反之。故曰鷦巧而危，鸠拙而安。或云雄呼晴，雌呼雨。

鸠肉

【气味】

甘，平，无毒。

【主治】明目。多食，益气，助阴阳。嘉祐。久病虚损人食之，补气。宗奭。食之，令人不噎。时珍。

【发明】〔时珍曰〕范汪方治目有斑鸺丸，总录治目有锦鸠丸，倪惟贤氏谓斑鸠补肾，故能明目。窃谓鸠能益气，则能明目矣，不独补肾已尔。古者仲春罗氏献鸠以养国老，仲秋授年老者以鸠杖，云鸠性不噎，食之且复助气也。

血

【主治】热饮，解蛊毒，良。时珍。

屎

【主治】治聤耳出脓疼痛，及耳中生耵聍，同夜明沙末等分，吹之。时珍。

伯劳

（宋《嘉祐》）

【释名】伯鹩夏小正注。博劳诗疏。伯赵左传。䴗豳诗音臭。鴂孟子音决。〔时珍曰〕案曹植恶鸟论云：䴗声，嗅嗅，故以名之。感阴气而动，残害之鸟也。谓其为恶声者，愚人信之，通士略之。世传尹吉甫信后妻之谗，杀子伯奇，后化为此鸟。故所鸣之家以为凶者，好事傅会之言也。伯劳，象其声也。伯赵，其色皂也，赵乃皂讹。

【集解】〔时珍曰〕伯劳即䴗也。夏鸣冬止，乃月令候时之鸟。本草不著形状，而后人无识之者。郭璞注尔雅云：䴗似鹖䳓而大。服虔云：鹖䳓（音辖轧），白项鸦也。张华注禽经云：伯劳形似鸲鹆。鸲鹆喙黄，伯劳喙黑。许慎说文云：鸲鹆似䴗而有帻。颜师古注汉书，谓鴂为子规。王逸注楚词，谓鴂为巧妇。

扬雄方言，谓鵙为鶪鴡。陈正敏遁斋闲览，谓鵙为枭。李肇国史补，谓鵙为布谷。杨慎丹铅录，谓为驾犁。九说各异。窃谓鵙既可以候时，必非希见之鸟。今通考其得失：王说已谬，不必致辩。据郭说，则似今苦鸟。据张、许二说，则似今之百舌，似鸲鹆而有帻者。然鵙好单栖，鸣则蛇结；而百舌不能制蛇，为不同也。据颜说则子规名鶗鴂（音弟桂），伯劳名鴂（音决）。且月令起于北方，子规非北鸟也。据扬说鶪鴡乃寒号虫，惟晋地有之。据陈说则谓其目击，断然以为枭矣，而不具其形似，与陈藏器鸮即枭之说不合。而尔雅鴟鸮一名鸋鴂，与此不同。据李说则布谷一名鴶鵴，字音相近，又与月令鸣鸠拂其羽相犯。据杨说则驾犁乃鵖鴔，小如鸲鹆，三月即鸣，与礼记五月鵙始鸣、豳风七月鸣鵙之义不合。八说不同如此，要之当以郭说为准。案尔雅谓『鹊、鵙之丑，其飞也翪』，敛足竦翅也。既以鹊、鵙并称，而今之苦鸟，大如鸠，黑色，以四月鸣，其鸣曰苦苦，又名姑恶，人多恶之。俗以为妇被其姑苦死所化，颇与伯奇之说相近，但不知其能制蛇否？淮南子云：伯劳之血涂金，人不敢取。

毛

【气味】平，有毒。

【主治】小儿继病，取毛带之。继病者，母有娠乳儿，儿病如疟痢，他日相继腹大，或瘥或发。他人有娠，相近亦能相继也。北人未识此病。嘉祐。

【发明】〔时珍曰〕案淮南子云：『男子种兰，美而不芳，继子得食，肥而不泽，情不相往来也』。盖情在腹中之子故也。继病亦作魃病，魃乃小鬼之名，谓儿羸瘦如魃鬼也，大抵亦丁奚疳病。

踏枝

【主治】小儿语迟，鞭之即速语。嘉祐。

【发明】〔时珍曰〕案罗氏尔雅翼云：本草言伯劳所踏树枝鞭小儿令速语者，以其当万物不能鸣时而独能鸣之故，以类求之也。

【附录】鸤鸠〔时珍曰〕鸤鸠，尔雅名鵧鸤（音批及），又曰鵖鴔（音匹汲），戴胜也。一曰鹎鵊讹作批鵊鸟。罗愿曰：即祝鸠也。江东谓之乌臼（音匊），又曰鸦鸱。小于乌，能逐乌。三月即鸣，今俗谓之驾犁，农人以为候。五更辄鸣，曰架架格格，至曙乃止。故滇人呼为榨油郎，亦曰铁鹦鹉。能啄鹰鹘乌鹊，乃隼属也。南人呼为凤凰皂隶，汴人呼为夏鸡。古有催明之鸟，名唤起者，盖即此也。其鸟大如燕，黑色，长尾有歧，头上戴胜。所巢之处，其类不得再巢，必相斗不已。杨氏指此为伯劳，乃谓批颊为鹨鸡，俱误矣。月令：三月戴胜降于桑。

百舌

（《拾遗》）

【释名】反舌　鶷鹖。音辖轧。〔时珍曰〕按易通卦验云『能反复如百鸟之音』，故名。鶷鹖，亦象声。今俗呼为牛屎哵哥，为其形曰鸲鹆而气臭也。梵书名舍罗。

【集解】〔藏器〕肖百舌，今之莺也。〔时珍曰〕百舌处处有之，居树孔、窟穴中。状如鸲鹆而小，身略长，灰黑色，微有斑点。喙亦尖黑，行则头俯，好食蚯蚓。立春后则鸣啭不已，夏至后则无声，十月后则藏蛰。人或畜之，冬月则死。月令『仲夏反舌无声』即此。蔡邕以为蛤蟆者，非矣。陈氏谓即莺，服虔通俗文以鷃鹖为白脰乌者，亦非矣。音虽相似，而毛色不同。

肉

【气味】缺。

【主治】炙食，治小儿久不语，及杀虫。藏器。

窠及粪

【主治】诸虫咬，研末涂之。藏器。

莺

（《食物》）

【释名】黄鸟诗经。离黄说文。黧黄尔雅。仓庚月令 尔雅作商庚。青鸟左传黄伯劳〔时珍曰〕禽经云『鹭鸣嘤嘤』，故名。或云莺项有文，故从賏。賏，项饰也。或作莺，鸟羽有文也。诗云『有莺其羽』是矣。其色黄而带黧，故有黄鹂诸名。陆玑云：齐人谓之抟黍，周人谓之楚雀，幽州谓之黄鹂。秦人谓之黄鹂鹠（淮人谓之黄伯劳，唐玄宗呼为金衣公子），或谓之黄袍。

【集解】〔时珍曰〕莺处处有之。大于鸜鹆，雌雄双飞，体毛黄色，羽及尾有黑色相间，黑眉尖嘴，青脚。立春后即鸣，麦黄椹熟时尤甚，其音圆滑，如织机声，乃应节趋时之鸟也。月令云：仲春仓庚鸣。说文云：仓庚鸣则蚕生。冬月则藏蛰，入田塘中，以泥自裹如卵，至春始出。

肉

【气味】甘，温，无毒。

【主治】补益阳气，助脾。汪颖。食之不妒。时珍。

【发明】〔颖曰〕此鸟感春阳先鸣，所以补人。〔时珍曰〕按山海经云：黄鸟食之不妒。杨夔止妒论云：梁武帝郗后性妒。或言仓庚为膳疗忌。遂令茹之，妒果减半。

啄木鸟

（宋《嘉祐》）

【释名】斫木尔雅。䴕〔时珍曰〕此鸟斫裂树木取蠹食，故名。禽经云：䴕志在木，鹈志在水。

【集解】〔禹锡曰〕异物志云：啄木有大有小，有褐有斑，褐者是雌，斑者是雄，穿木食蠹，俗云雷公采药吏所化也。山中一种大如鹊，青黑色，头上有红毛者，土人呼为山啄木。〔时珍曰〕啄木小者如雀，大者如鸦，面如桃花，喙、足皆青色，刚爪利嘴。嘴如嘴，长数寸。舌长于味，其端有针刺，啄得蠹，以舌钩出食之。博物志云：此鸟能以嘴画字，令虫自出。鲁至刚云：今闽、广、蜀人、巫家收其符字，以收惊、疗疮毒也。其山啄木头上有赤毛，野人呼为火老鸦，能食火炭。王元之诗云：淮南啄木大如鸦，顶似仙鹤堆丹砂。即此也。亦入药用，其功相同。

肉

【气味】甘、酸，平，无毒。

【主治】痔瘘，及牙齿疳䘌虫牙。烧存性，研末，纳孔中，不过三次。嘉祐。追劳虫，治风痫。时珍。

【发明】〔禹锡曰〕淮南子云：啄木愈龋，以类相摄也。荆楚岁时记云：野人以五月五日取啄木，主齿痛。〔时珍曰〕追劳、治痫、治瘘，皆取制虫之义也。

【附方】旧一，新二。瘘疮脓水不止，不合。用啄木一只（或火老鸦亦可），盐泥固济，煅存性研末，酒下二钱匕。（姚大夫方）。追劳取虫用啄木禽一只，朱砂四两，精猪肉四两。饿令一昼夜，将二味和匀，喂之至尽。以盐泥固济，煅一夜。五更取此，勿打破，连泥埋入土中二尺。次日取出破开，入银、石器内研末。以无灰酒入麝香少许，作一服。须谨候安排，待虫出，速钳入油锅煎之。后服局方嘉禾散一剂。（胡云翱劳瘵方）。多年痫病取腊月啄木鸟一只，无灰酒三升。先以瓦罐铺荆芥穗一寸厚；安鸟于上，再以穗盖一寸，倾酒入内，盐泥固济，炭火煅之，酒干为度。放冷取出为末，入石膏二两，铁粉一两，炮附子一两，朱砂，麝香各一分，龙脑一钱，共研匀。每服一钱，先服温水三两口，以温酒一盏调服即卧。发时又一服，间日再服，不过十服即愈。（保幼大全）。

舌

【主治】龋齿作痛，以绵裹尖，咬之。梅师。

【附方】新一。啄木散治虫牙。啄木舌一枚，巴豆一枚，研匀。每以猪鬃一茎，点少许于牙根上，立瘥。圣惠。

血

【主治】庚日向西热饮，令人面色如朱，光彩射人。时珍。出岣嵝神书。

脑

【主治】鲁至刚俊灵机要云：三月三日取啄木，以丹砂、大青拌肉饵之，一年取脑，和雄黄半钱，作十丸。每日向东水服一丸。久能变形，怒则如神鬼，喜则常人也。

乌鸦

（宋《嘉祐》）

【释名】鸦乌小尔雅。老雅雅与鸦同。鷽音预。鹎鶋音匹居。楚乌诗义问大嘴乌禽经

【集解】〔时珍曰〕乌鸦大嘴而性贪鸷，好鸣，善避缯缴，古有鸦经以占吉凶。然北人喜鸦恶鹊，南人喜鹊恶鸦，惟师旷以白项者为不祥，近之。

肉

【气味】酸，涩，平，无毒。〔诜曰〕肉涩臭不可食，止可治病。〔藏器曰〕肉及卵食之，令人昏忘，把其毛亦然。盖未必昏，为其膻臭耳。

【主治】瘦病咳嗽，骨蒸劳疾。腊月以瓦瓶泥固烧存性，为末，每饮服一钱。又治小儿痫疾及鬼魅。嘉祐。治暗风痫疾，及五劳七伤，吐血咳嗽，杀虫。时珍。

【发明】〔颂曰〕乌鸦今人多用治急风，而本经不著。宜于腊月捕取翅羽、嘴、足全者，泥固煅过，入药治诸风，乌犀丸中用之（见和剂局方）。〔时珍曰〕圣济总录治破伤中风，牙关紧急，四肢强直，有金乌散，煅过入药，品多不录。

【附方】新五。五劳七伤吐血咳嗽。乌鸦一枚，栝楼瓤一枚，白矾少许，入鸦肚中，缝扎煮熟，作四服。（寿域神方）。暗风痫疾用腊月乌鸦一只，盐泥固济，于瓶中煅过，放冷取出为末，入朱砂末半两。每服

一钱，酒下，日三服，不过十日愈。又方：用浑乌鸦一只（瓶固煅研），胡桃七枚，苍耳心子七枚，为末。每服一钱，空心热酒下。并保幼大全。疝气偏坠即前胡桃、苍耳方，加入新生儿胎衣一副，煅研入之。同上。经脉不通积血不散，用乌鸦散主之。乌鸦（去皮毛，炙）三分，当归（焙）、好墨各三分，延胡索（炒）、蒲黄（炒）、水蛭（以糯米炒过）各半两，芫青（糯米炒过）一分，为末。每服一钱，酒下。（总录）。虚劳瘵疾乌鸦一只，绞死去毛肠，入人参片、花椒各五钱，缝合。水煮熟食，以汤下。鸦骨、参、椒焙研，枣肉丸服。（吴球便民食疗）。

乌目

【气味】无毒。

【主治】吞之，令人见诸魅。或研汁注目中，夜能见鬼。藏器。

头

【主治】土蜂瘘，烧灰敷之。圣惠。

心

【主治】卒得咳嗽，炙熟食之。肘后。

胆

【主治】点风眼红烂。时珍。

翅羽

【主治】从高坠下，淤血抢心，面青气短者，取右翅七枚，烧研酒服，当吐血便愈。苏颂。出肘后。

治针刺入肉，以三五枚，炙焦研末，醋调傅之，数次即出，甚效。又治小儿痘疮不出复入。时珍。

【附方】新一。痘疮复陷十二月取老鸦左翅，辰日烧灰，用豮猪血和，丸芡子大。每服一丸，以豮猪尾血同温水化服，当出也。闻人规痘疹论。

山鹊

（《食物》）

【释名】鷽渥、学二音尔雅。鵫音汗。同上。山鷓俗名。赤嘴乌酉阳杂俎。

【集解】〔时珍曰〕山鹊，处处山林有之。状如鹊而乌色，有文采，赤嘴赤足，尾长不能远飞，亦能食鸡、雀。谚云：朝鷽叫晴，暮鷽叫雨。说文以此为知来事之鸟。字说云『能效鹰鹯之声而性恶，其类相值则搏』者，皆指此也。郑樵以为喜鹊，误矣。有文采如戴花胜，人名戴鵀、戴鵀。

【气味】甘，温，无毒。

【主治】食之解诸果毒。汪颖。

鹘嘲

（宋《嘉祐》　鹘，骨、猾二音。）

【释名】鹘鸼尔雅。鹘鸠左传。屈鸠尔雅。鸠渥、学二音。阿杂俎音蓝吕。〔时珍曰〕其目似鹘，其形似（，山鹊也），其声啁嘲，其尾屈促，其羽如缕，故有诸名。阿乃鸠之讹也。陆佃云：凡鸟朝鸣曰嘲，夜鸣曰。此鸟喜朝鸣故也。禽经云『林鸟朝嘲，水鸟』，是矣。

【集解】〔禹锡曰〕鹘嘲，南北总有。似山鹊而小，短尾，有青毛冠，多声，青黑色，在深林间，飞翔不远。北人呼为鸟。东都赋云『鹘嘲春鸣』是也。〔时珍曰〕此鸟春来秋去，好食桑椹，易醉而性淫。或云鹘嘲即戴胜，未审是否？郑樵以为鸽，非矣。

肉

【气味】咸，平，无毒。

【主治】助气益脾胃，主头风目眩。煮炙食之，顿尽一枚，至验。嘉祐　今江东俚人呼头风为瘇头。先从两项边筋起，直上入头，头闷目眩者是也。

杜鹃

（《拾遗》）

【释名】杜宇禽经。子嶲音携。子规亦作秭归。䳏鴂音弟桂，亦作鹈鴂。催归亦作思归。怨鸟周燕说文。阳雀〔时珍曰〕蜀人见鹃而思杜宇，故呼杜鹃。说者遂谓杜宇化鹃，讹矣。鹃与子嶲、子规、䳏鴂、催归诸名，皆因其声似，名随方音呼之而已。其鸣若曰不如归去。谚云『阳雀叫，䳏央』，是矣。禽经云：江左曰子规，蜀右曰杜宇，瓯越曰怨鸟。服虔注汉书，以鹎鴂为伯劳，误矣，名同物异也。伯劳一名鴂，音决，不音桂。

【集解】〔藏器曰〕杜鹃小如鹞，鸣呼不已。蜀王本纪云：杜宇为望帝，淫其臣鳖灵妻，乃禅位亡去。

时子规鸟鸣，故蜀人见鹃鸣而悲望帝。荆楚岁时记云：杜鹃初鸣，先闻者主离别，学其声令人吐血，登厕闻之不祥。厌法，但作狗声应之。异苑云：有人山行，见一群，聊学之，呕血便殒。人言此鸟啼至血出乃止，故有呕血之事。〔时珍曰〕杜鹃山蜀中，今南方亦有之。状如雀：鹞而色惨黑，赤口有小冠。春暮即鸣，夜啼达旦，鸣必向北，至夏尤甚，昼夜不止，其声哀切。田家候之，以兴农事。惟食虫蠹，不能为巢，居他巢生子。冬月则藏蛰。

肉

【气味】甘，平，无毒。

【主治】疮瘘有虫，薄切炙热贴之，虫尽乃已。时珍。

【发明】〔时珍曰〕按吕氏春秋云：肉之美者嶲燕之翠。则昔人亦尝食之矣。以为凤髓所作，要皆诳言，不必深辩。

孔雀

（《别录》下品）

【释名】越鸟〔时珍曰〕孔，大也。李昉呼为南客。梵书谓之摩由逻。

【集解】〔弘景曰〕出广、益诸州。方家罕用。〔恭曰〕交广多有，剑南元无。〔时珍曰〕按南方异物志云：孔雀。交趾、雷、罗诸州甚多，生高山乔木之上。大如雁，高三四尺，不减于鹤。细颈隆背，头戴三毛长寸许。数十群飞，栖游冈陵。晨则鸣声相和，其声曰都护。雌者尾短无金翠。雄者三年尾尚小，五年乃长二三尺。夏则脱毛，至春复生。自背至尾有圆文，五色金翠，相绕如钱。自爱其尾，山栖必先择置尾之地。雨则尾重不能高飞，南人因往捕之。或暗伺其过，生断其尾，以为方物。若回顾，则金翠顿减矣。山人养其雏为媒。或探其卵，鸡伏出之，饲以猪肠、生菜之属。闻人拍手歌舞，则舞。其性妒，见采服者必啄之。北户录云：孔雀不匹，以音影成接而孕。或雌鸣下风，雄鸣上风，亦孕。冀越集云：孔雀虽有雌雄，将乳时登木哀鸣，蛇至即交，故其血、胆犹伤人。禽经云『孔见蛇则宛而跃』者，是矣。

肉

【气味】咸，凉，微毒。〔藏器曰〕无毒。

【主治】解药毒、蛊毒。日华。

【发明】〔时珍曰〕按纪闻云：山谷夷人多食之，或以为脯腊，味如鸡、鹜。能解百毒。人食其肉者，自后服药必不效，为其解毒也。又续博物志云，李卫公言：鹅惊鬼，孔雀辟恶。厌火。

血

【主治】生饮，解蛊毒，良。日华。

【发明】〔时珍曰〕熊太古言，孔雀与蛇交，故血、胆皆伤人；而日华及异物志言，其血与首，能解大毒，似不相合。按孔雀之肉既能解毒，何血独伤人耶？盖亦犹雉与蛇交时即有毒，而蛇伏蛰时即无毒之意耳。

屎

【气味】微寒。

【主治】女子带下，小便不利。别录。治崩中带下，可傅恶疮。日华。

尾

【气味】有毒。〔宗奭曰〕不可入目，令人昏翳。

驼鸟

（《拾遗》）

【释名】驼蹄鸡纲目。食火鸡同上。骨托禽〔时珍曰〕驼，象形。托亦驼字之讹。

【集解】〔藏器曰〕驼鸟如驼，生西戎。高宗永徽中，吐火罗献之。高七尺，足如橐驼，鼓翅而行，日三百里，食铜铁也。

〔时珍曰〕此亦是鸟也，能食物所不能食者。按李延寿后魏书云：波斯国有鸟，形如驼，能飞不高，食草与肉，亦啖火，日行七百里。郭义恭广志云：安息国贡大雀，雁身驼蹄，苍色，举头高七八尺，张翅丈余，食大麦，其卵如瓮，其名驼鸟。刘郁西域记云：富浪有大鸟，驼蹄，高丈余，食火炭，卵大如升。费信星槎录云：竹步国、阿丹国俱出驼蹄鸡，高者六七尺，其蹄如驼。彭乘墨客挥犀云：骨托禽出河州，状如鵰，高三尺余，其名自呼，能食铁石。宋祁唐书云：开元初，康国贡驼鸟卵。郑晓吾学编云：洪武初，三佛齐国贡火鸡，大于鹤，长三四尺，颈、足亦似鹤，锐嘴软红冠，毛色如青羊，足二指，利爪，能伤人腹致死，食火炭。诸书所记稍有不同，实皆一物也。

屎

【气味】无毒。

【主治】人误吞铁石入腹，食之立消。藏器。

鸮

（《拾遗》）

【释名】枭鸱音娇。土枭尔雅。山鸮晋灼。鸡鸮十六国史。鵩汉书。训狐拾遗。流离诗经。魑魂〔时珍曰〕鸮、枭、训狐，其声也。鵩，其色如服色也。俚人讹训狐为幸胡者，是也。鸱与鸮，二物也。周公合而咏之，后人遂以鸱鸮为一鸟，误矣。魑字韵书无考，当作匈拥切。魑魂、流离，言其不祥也。吴球方作逐魂。枭长则食母，故古人夏至磔之，而其字从鸟首在木上。

【集解】〔藏器曰〕鸮即枭也，一名鵩，吴人呼为魑魂，恶声鸟也。贾谊云，鵩似鸮，其实一物也，入室主人当去。此鸟盛午不见物，夜则飞行，常入人家捕鼠食。周礼哲蔟氏掌覆夭鸟之巢。注云：恶鸣之鸟，若鸮、鵩、鬼车之属。〔时珍曰〕鸮、鵩、鸺鹠、枭，皆恶鸟也，说者往往混注。贾谊谓鵩似鸮，藏器谓鸮与训狐为二物，许慎、张华谓鸮鵩、鸺鹠为一物，王逸谓鹠即训狐，陈正敏谓枭为伯劳，宗懔谓土枭为鸲鹆，各执一说。今通考据，并咨询野人，则鸮、枭、鵩、训狐，一物也。鸺鹠，一物也。藏器所谓训狐之状者，鸺鹠也。鸮，即今俗所呼幸胡者是也，处处山林时有之。少美好而长丑恶，状如母鸡，有斑文，头如鸲鹆，目如猫目，其名自呼，好食桑椹。古人多食之，故礼云，不食鸮胖，谓胁侧薄弱也。庄子云：见弹而求鸮炙。前凉录云：张天锡言，北方美物，桑椹甘香，鸡鸮革飨。皆指此物也。按巴蜀异物志云：

鹏如小鸡，体有文色，土俗因名之。不能远飞，行不出域。盛弘之荆州记云：巫县有鸟如雌鸡，其名为鸮。楚人谓之鹏。陆玑诗疏云：鸮大如鸠，绿色，入人家凶，贾谊所赋鹏是也。其肉甚美，可为羹臛、炙食。刘恂岭表录云：北方枭鸣，人以为怪。南中昼夜飞鸣，与乌、鹊无异。桂林人家家罗取，使捕鼠，以为胜狸也。合诸说观之，则鸮、鹏、训狐之为一物明矣。又按郭义恭广志云：鸮，楚鸠所生也，不能滋乳，如骡、駏、驉焉。然枭长则食母，是自能孳乳矣，抑所食者即鸠耶？淮南子云：甑瓦投之，能止枭鸣。性相胜也。

肉

【气味】甘，温，无毒。

【主治】鼠瘘，炙食之。藏器。风痫，噎食病。时珍。

【附方】新二。风痫风痫，考宝鉴第九卷名神应丹。惺神散，医方大成下册。噎食取鹏鸟未生毛者一对，用黄泥固济，煅存性为末。每用一匙，以温酒服。（寿域神方）。

头

【主治】痘疮黑陷。用腊月者一二枚，烧灰，酒服之，当起。时珍。出云岐子保命集。

目

【主治】吞之，令人夜见鬼物。藏器。

鸩

（音沉，去声 《别录》下品）

【校正】自外类移入此。

【释名】鸡日与运日同。别录。同力鸟陶弘景。

【集解】〔别录曰〕鸩生南海。〔弘景曰〕鸩与鸡日是两种。鸩鸟，状如孔雀，五色杂斑，高磊，黑颈赤喙，出广之深山中。鸡日状如黑伧鸡，作声似云同力，故江东人呼为同力鸟。并啖蛇，人误食其肉立死，并疗蛇毒。昔人用鸩毛为毒酒，故名鸩酒，顷不复尔。又海中有物赤色，状如龙，名海姜，亦有大毒，甚于鸩羽。〔恭曰〕鸩鸟出商州以南江岭间大有，人皆谙识，其肉腥有毒不堪啖。云羽画酒杀人，亦是浪证。郭璞云：鸩大如鹏，长颈赤喙，食蛇。说文、广雅、淮南子，皆以鸩为鸡日。交广人亦云鸡日即鸩，一名同力鸟，更无如孔雀者。陶为人所诳也。〔时珍曰〕按尔雅翼云：鸩似鹰而大，状如鸮，紫黑色，赤喙黑目，颈长七八寸。雄名运日，雌名阴谐。运日鸣则晴，阴谐鸣则雨。食蛇及橡实。知木石有蛇，即为禹步以禁之，须臾木倒石崩而蛇出也。蛇入口即烂。其屎溺着石，石皆黄烂。饮水处，百虫吸之皆死。惟得犀角即解其毒。又杨廉夫铁崖集云：鸩出蕲州黄梅山中，状类训狐，声如击腰鼓。巢于大木之颠，巢下数十步皆草不生也。

毛

【气味】有大毒。入五脏，烂杀人。别录。

喙

【主治】带之，杀腹蛇毒。别录。〔时珍曰〕蛇中人，刮末涂之，登时愈也。

第十六卷　兽部

狗

（《本经》中品）

【释名】犬说文。地羊〔时珍曰〕狗，叩也。吠声有节，如叩物也。或云为物苟且，故谓之狗，韩非云『蝇营狗苟』是矣。卷尾有悬蹄者为犬，犬字象形，故孔子曰：视犬字如画狗。齐人名地羊。俗又讳之以龙，称狗有乌龙、白龙之号。许氏说文云：多毛曰龙，长喙曰猃（音敛），短喙曰猲（音歇），去势曰猗，高四尺曰獒，狂犬曰猘（音折）。生一子（曰獴）曰獥（音其），二子曰狮，三子曰猣。

【集解】〔时珍曰〕狗类甚多，其用有三：田犬长喙善猎，吠犬短喙善守，食犬体肥供馔。凡本草所用，皆食犬也。犬以三月而生，在畜属木，在卦属艮，在禽应娄星。豺见之跪，虎食之醉，犬食番木鳖则死，物性制伏如此。又辽东有鹰背狗，乃鹰产三卵，一鹰一鵰一犬也。以禽乳兽，古所未闻。详见鵰条。又有老木之精，状如黑狗而无尾，名曰彭侯，可以烹食。无情化有情，精灵之变也。

肉黄犬为上，黑犬、白犬次之。

【气味】咸、酸，温，无毒。反商陆，畏杏仁。同蒜食，损人。同菱食，生癫。〔思邈曰〕白犬合海鲉食，必得恶病。〔时珍曰〕鲉，小鱼也。道家以犬为地厌，不食之。凡犬不可炙食，令人消渴。妊妇食之，令子无声。热病后食之，杀人。服食人忌食。九月勿食犬，伤神。瘦犬有病，猘犬发狂，自死犬有毒，悬蹄犬伤人，赤股而躁者气躁，犬目赤者，并不可食。

【主治】安五脏，补绝伤，轻身益气。别录。宜肾。思邈。补胃气，壮阳道，暖腰膝，益气力。日华。补五劳七伤，益阳事，补血脉，厚肠胃，实下焦，填精髓，和五味煮，空心食之。凡食犬若去血，则力少不益人。孟诜。

【发明】〔弘景曰〕白狗、乌狗入药用。黄狗肉大补虚劳，牡者尤胜。〔大明曰〕黄犬大补益人，余色微补。古言薯蓣凉而能补，犬肉暖而不补。虽有此言，服终有益。但因食秽，不食者众。〔震亨曰〕世言犬能治劳损阳虚之疾，然人病多是阴虚。若阳果虚，其死甚易，亦安能措手哉？〔时珍曰〕脾胃属土，喜暖恶寒。犬性温暖，能治脾胃虚寒之疾。脾胃温和，而腰肾受荫矣。若素常气壮多火之人，则宜忌之。丹溪独指阴虚立说，矫枉过正矣。济生治真阳虚惫诸虚证，有黄犬肉丸，药多不载。

【附方】旧三，新五。戊戌酒大补元气。用黄犬肉一只，煮一伏时，捣如泥，和汁拌炊糯米三斗，入曲如常酿酒。候熟，每旦空心饮之。（养老方）。戊戌丸治男子、妇人一应诸虚不足，骨蒸潮热等证。用黄童子狗一只，去皮毛肠肚同外肾，于砂锅内用酒醋八分，水二升，入地骨皮一斤，前胡、黄芪、肉苁蓉各四两，同煮一日。去药，再煮一夜。去骨，再煮肉如泥，擂滤。入当归末四两，莲肉、苍术末各一斤，厚朴、橘皮末十两，甘草末八两，和杵千下，丸梧子大。每空心盐酒下五七十丸。（乾坤秘韫）。脾胃虚冷腹满刺痛。肥狗肉半斤。以水同盐、豉煮粥，频食一两顿。（心镜）。虚寒疟疾黄狗肉煮臛，入五味，食之。气水鼓胀狗肉一斤切，和米煮粥，空腹食之。（心镜）。浮肿屎涩肥狗肉五斤热蒸，空腹食之。（心镜）。卒中恶死破白狗搨心上，即活。（肘后方）。痔漏有虫钤方：用狗肉煮汁，空腹服，能引虫也。危氏：用熟犬肉蘸浓蓝汁，空心食，七日效。

蹄肉

【气味】酸，平。

【主治】煮汁饮之，能下乳汁。别录。

血白狗者良。

【气味】咸，温，无毒。〔弘景曰〕白狗血和白鸡肉、乌鸡肉、白鹅肝、白羊肉、蒲子羹等食，皆病人。

〔时珍曰〕黑犬血灌蟹烧之，集鼠。

【主治】白狗血：治癫疾发作。乌狗血：治产难横生，血上抢心，和酒服之。别录。补安五脏。日华。

热饮，治虚劳吐血，又解射罔毒。点眼，治痘疮入目。又治伤寒热病发狂见鬼及鬼击病，辟诸邪魅。时珍。

【发明】〔时珍曰〕术家以犬为地厌，能禳辟一切邪魅妖术。按史记云秦时杀狗磔四门以御灾，杀白犬血题门以辟不祥，则自古已然矣。又华佗别传云：琅琊有女子，右股病疮，痒而不痛，愈而复作。佗取稻糠色犬一只系马，马走五十里，乃断头向痒处合之。须臾一蛇在皮中动，以钩引出，长三尺许，七日而愈。此亦怪证，取狗之血腥，以引其虫耳。

【附方】旧二，新四。热病发狂伤寒、时气、温病六七日，热极发狂，见鬼欲走。取白狗从背破取血，乘热摊胸上，冷乃去之。此治垂死者亦活。无白犬，但纯色者亦可。（肘后方）。鬼击之病胁腹绞痛，或即吐血、衄血、下血，一名鬼排。白犬头取热血一升，饮之。（百一方）。小儿卒痫刺白犬血一升，含之。并涂身上，（葛氏方）。卒得病疮常时生两脚间。用白犬血涂之，立愈。（肘后方）。两脚癣疮白犬血涂之，立瘥。奇效。疔疮恶肿取白犬血频涂之，有效。（肘后方）。

心血

【主治】心痹心痛。取和蜀椒末，丸梧子大。每服五丸，日五服。时珍。出肘后。

乳汁白犬者良。

【主治】十年青盲。取白犬生子目未开时乳，频点之。狗子目开即瘥。藏器赤秃发落，频涂甚妙。时珍。

【附方】新二。拔白白犬乳涂之。（千金）。断酒白犬乳，酒服。（千金）。

脂并白犬者良。

【主治】手足皴皱。入面脂，去皯䵟。柔五金。时珍。

脑

【主治】头风痹，鼻中息肉，下部䘌疮。别录。猘犬咬伤，取本犬脑敷之，后不复发。时珍。出肘后。

【附方】新一。眉发火瘢不生者。蒲灰，以正月狗脑和敷，日三，则生。（圣惠方）。

涎

【主治】诸骨哽脱肛，及误吞水蛭。时珍。

【附方】新三。诸骨哽咽狗涎频滴骨上，自下。（仇远稗史）。大肠脱肛狗涎抹之，自上也。（扶寿精方）。误吞水蛭以蒸饼半个，绞出狗涎，吃之。连食二三，其物自散。（德生堂方）。

心

【主治】忧恚气，除邪。别录。治风痹鼻衄，及下部疮，狂犬咬。日华。

肾

【气味】平，微毒。〔时珍曰〕内则食犬去肾，为不利人也。

【主治】妇人产后肾劳如疟者。妇人体热用猪肾，体冷用犬肾。藏器。

肝〔时珍曰〕按沈周杂记云：狗肝色如泥土，臭味亦然。故人夜行土上则肝气动，盖相感也。又张华物类志云：以狗肝和土泥灶，令妇妾孝顺。则狗肝应土之说相符矣。

【主治】肝同心肾捣，涂狂犬咬。又治脚气攻心，作生，以姜、醋进之，取泄。先泄者勿用。藏器。

【附方】旧一，新一。下痢腹痛狗肝一具切，入米一升煮粥，合五味食。（心镜）。心风发狂黄石散：用狗肝一具批开，以黄丹、消石各一钱半，研匀擦在肝内，用麻缚定，水一升煮熟。细嚼，以本汁送下。（杨氏家藏）。

胆青犬、白犬者良。

【气味】苦，平，有小毒。〔敩曰〕鲑鱼插树，立便干枯；狗胆涂之，却还荣胜。

【主治】明目。本经〔鼎曰〕上伏日采胆，酒服之。敷痂疡恶疮。别录。疗鼻齆，鼻中息肉。甄权。主鼻衄聤耳，止消渴，杀虫除积，能破血。凡血气痛及伤损者，热酒服半个，淤血尽下。时珍。治刀箭疮。日华。去肠中脓水。又和通草、桂为丸服，令人隐形。孟诜。

【发明】〔慎微曰〕按魏志云：河内太守刘勋女病左膝疮痒。华佗视之，用绳系犬后足不得行，断犬腹取胆向疮口，须臾有虫若蛇着疮上出，长三尺，病愈也。

【附方】旧二，新七。眼赤涩痒犬胆汁注目中，效。（圣惠）。肝虚目暗白犬胆一枚，萤火虫二七枚，阴干为末，点之。（圣惠）。目中脓水上伏日采犬胆，酒服之。（圣济总录）。聤耳出脓用狗胆一枚，枯矾一钱，调匀。绵裹塞耳内，三四次即瘥。（奇效良方）。拔白换黑狗胆汁涂之。（千金）。血气撮痛不可忍者。用黑狗胆一个（半干半湿）剜开，以篦子排丸绿豆大，蛤粉滚过。每服四十丸，以铁淬酒送下，痛立止。（经验方）。反胃吐食不拘丈夫妇人老少，远年近日。用五灵脂末，黄狗胆汁和，丸龙眼大。每服一丸，好酒半盏磨化服。不过三服，即效。（本事）。痞块疳积五灵脂（炒烟尽）、真阿魏（去砂研）等分，用黄雄狗胆汁和，丸黍米大。空心津咽三十丸。忌羊肉、醋、面。（简便）。赤白下痢腊月狗胆一百枚，每枚入黑豆充满，麝香少许。每服一枚，赤以甘草、白以干姜汤送下。（奇效良方）。

牡狗阴茎

【释名】狗精。六月上伏日取，阴干百日。别录。

【气味】咸。平，无毒。〔思邈曰〕酸。

【主治】伤中，阴痿不起，令强热大，生子，除女子带下十二疾。本经。治绝阳及妇人阴痿。日华。补精髓。孟诜。

阴卵

【主治】妇人十二疾，烧灰服。苏恭。

皮

【主治】腰痛，炙热黄狗皮裹之，频用取瘥。烧灰，治诸风。时珍。

毛

【发明】〔时珍曰〕淮南万毕术云：黑犬皮毛烧灰扬之，止天风。则治风之义，有取乎此也。

【主治】产难。苏恭。颈下毛：主小儿夜啼，绛囊盛，系儿背上。藏器。烧灰汤服一钱，治邪疟。尾：烧灰，敷犬伤。时珍。

【附方】旧一。汤火伤疮狗毛细翦，以烊胶和毛敷之。痂落即瘥。（梅师）。

齿

【气味】平，微毒。

【主治】癫痫寒热，卒风痱，伏日取之。别录。磨汁，治犬痫。烧研醋和，敷发背及马鞍疮。同人齿烧灰汤服，治痘疮倒陷，有效。时珍。

头骨黄狗者良。

【气味】甘、酸，平，无毒。

【主治】金疮止血。别录。烧灰，治久痢、劳痢。和干姜、莨菪炒见烟，为丸，空心白饮服十丸，极效。甄权。烧灰，壮阳止疟。日华。治痈疽恶疮，解颅，女人崩中带下。时珍。颔骨：主小儿诸痫、诸瘘，烧灰酒服。苏恭。

【附方】旧三，新十。小儿久痢狗头烧灰，白汤服。（千金）。小儿解颅黄狗头骨炙为末，鸡子白和，涂之。（直指）。赤白久痢腊月狗头骨一两半（烧灰），紫笋茶（末）一两，为末。每服二钱，米饮下。（圣惠方）。赤白带下止者。狗头烧灰，为末。每酒服一钱，日三服。（圣惠）。产后血乱奔入四肢，并违堕。以狗头骨灰，酒服二钱，甚效。（经验方）。打损接骨狗头一个，烧存性为末。热醋调涂，暖卧。（卫生易简）。附骨疽疮狗头骨烧烟，日熏之。（圣惠）。痈疽疖毒狗头骨灰、芸薹子等分为末，水和敷之。（千金）。恶疮不愈狗头骨灰同黄丹末等分，敷之。（寿域方）。长肉生肌老狗头脑骨（瓦炒）二两，桑白皮一两，当归二钱半，为末。麻油调敷。直指。鼻中息肉狗头灰方寸匕，苦丁香半钱，研末吹之，即化为水。或同硇砂少许，尤妙。（朱氏集验）。梦中泄精狗头鼻梁骨烧研，卧时酒服一钱。头风白屑作痒。狗头骨烧灰，淋汁沐之。（圣惠方）。

骨白狗者良。

【气味】甘，平，无毒。

【主治】烧灰，生肌，敷马疮。别录。烧灰，疗诸疮瘘，及妒乳痈肿。弘景。烧灰，补虚，理小儿惊痫客忤。蜀本。煎汁，同米煮粥，补妇人，令有子。藏器。烧灰，米饮日服，治休息久痢。猪脂调，敷鼻中疮。时珍。

【附方】旧二。产后烦懑下食者。白犬骨烧研，水服方寸匕。（千金翼）。桃李哽咽狗骨煮汤，摩头上。子母秘录。

屎白狗者良。

【气味】热，有小毒。丹房镜源云：白狗粪煮铜。

【主治】疔疮。水绞汁服，治诸毒不可入口者。苏恭。瘭疽彻骨痒者，烧灰涂疮，勿令病者知。又和腊猪脂，敷瘘疮肿毒，疔肿出根。藏器。烧灰服，发痘疮倒黡，治霍乱症积，止心腹痛，解一切毒。时珍。

【发明】〔时珍曰〕狗屎所治诸病，皆取其解毒之功耳。

【附方】旧三，新五。小儿霍乱卒起者。用白狗屎一丸，绞汁服之。心痛欲死狗屎炒研，酒服二钱，神效。劳疟瘴疟久不愈。用白狗粪烧灰，发前冷水服二钱。（圣惠方）。月水不调妇人产后，月水往来，乍多乍少。白狗粪烧开，酒服方寸匕，日三服。（千金）。鱼肉成症并治诸毒。用狗粪五升烧末，绵裹，于五升酒中浸二宿，取清，日三服，症即便出也。（外台）。漏脯中毒犬屎烧末，酒服方寸匕。（肘后）。发背痈肿用白犬屎半升，水绞取汁服，以滓敷之，日再。（外台）。疔疮恶肿牡狗屎（五月五日），烧灰涂敷，数易之。又治马鞍疮，神验。（圣惠）。

屎中粟白狗者良。一名白龙沙。

【主治】噎膈风病，痘疮倒陷，能解毒也。时珍。

【附方】新二。噎膈不食黄犬干饿数日，用生粟或米干饲之。俟其下粪，淘洗米粟令净，煮粥，入薤白一握，泡熟去薤，入沉香末二钱食之。（永类钤方）。痘疮倒黡用（白狗或）黑狗一只，喂以生粟米。候下屎，取未化米为末，人麝香少许，新汲水服二钱。（保幼大全）。

屎中骨

【主治】寒热，小儿惊痫。别录。

马

（《本经》中品）

【校正】别录上品出马乳，今并为一。

【释名】〔时珍曰〕按许慎云：马，武也。其字象头、髦、尾、足之形。牡马曰骘（音质），曰儿；

牝马曰騇，曰骒，曰草。去势曰骟。一岁曰馵（音注），二岁曰驹，三岁曰騑，四岁曰駣（音桃），名色甚多，详见尔雅及说文。梵书谓马为阿湿婆。

【集解】〔别录曰〕马出云中。〔弘景曰〕马色类甚多，入药以纯白者为良。其口、眼、蹄皆白者，俗中时有两三尔。小小用则不必拘也。〔时珍曰〕别录以云中马为良。云中，今大同府也。大抵马以西北方者为胜，东南者劣弱不及。马应月，故十二月而生。其年以齿别之。在畜属火，在辰属午。或云：在卦属乾，属金。马之眼光照人全身者，其齿最少；光愈近，齿愈大。马食杜衡善走，食稻则足重，食鼠屎则腹胀，食鸡粪则生骨眼。以僵蚕、乌梅拭牙则不食，得桑叶乃解。挂鼠狼皮于槽亦不食。遇侮马骨则不行。以猪槽饲马，石灰泥马槽，马汗着门，并令马落驹。系猕猴于厩，辟马病。皆物理当然耳。

肉以纯白牡马者为良

【气味】辛、苦，冷，有毒。〔诜曰〕有小毒。〔士良曰〕有大毒。〔思邈曰〕无毒。〔日华曰〕只堪煮食，余食难消。渍以清水，搦洗血尽乃煮。不然则毒不出，患疔肿。或曰以冷水煮之，不可盖釜。〔鼎曰〕马生角，马无夜眼，白马青蹄，白马黑头者，并不可食，令人癫。马鞍下肉色黑及马自死者，并不可食，杀人。马黑脊而斑臂者漏，不可食。〔萧炳曰〕患痢、生疥人勿食，必加剧。妊妇食之，令子过月；乳母食之，令子疳瘦。〔诜曰〕同仓米、苍耳食，必得恶病，十有九死。同姜食，生气嗽。同猪肉食，成霍乱。食马肉毒发心闷者，饮清酒则解，饮浊酒则加。〔弘景曰〕秦穆公云：食骏马肉不饮酒，必杀人。〔时珍曰〕食马中毒者，饮芦根汁、食杏仁可解。

【主治】伤中，除热下气，长筋骨，强腰脊，壮健，强志轻身，不饥。作脯，治寒热痿痹。别录。煮汁，洗头疮白秃。时珍。出圣惠。

【附方】旧一。豌豆疮毒马肉煮清汁，洗之。（兵部手集）。

鬐膏。鬐，马项上鬐也。白马者良

【气味】甘，平，有小毒。〔镜源云〕马脂柔五金。

【主治】生发。别录。治面䵟，手足皴粗。入脂泽，用疗偏风口㖞僻。时珍。

【发明】〔时珍曰〕按灵枢经云：卒口僻急者，颊筋有寒，则急引颊移，颊筋有热，则纵缓不收。以桑钩钩之，以生桑灰置坎中坐之，以马膏熨其急颊，以白酒和桂末涂其缓颊，且饮美酒，啖炙肉，为之三拊而已。灵枢无注本，世多不知此方之妙。窃谓口颊㖞僻，乃风中血脉也。手足阳明之筋络于口，会太阳之筋络于目。寒则筋急而僻，热则筋缓而纵。故左中寒则逼热于右，右中寒则逼热于左，寒者急而热者缓也。急者皮肤顽痹，荣卫凝滞。治法急者缓之，缓者急之。故用马膏之甘平柔缓，以摩其急，以润其痹，以通其血脉。用桂酒之辛热急束，以涂其缓，以和其荣卫，以通其经络。桑能治风痹，通节窍也。病在上者，酒以行之，甘以助之；故饮美酒，啖炙肉云。

乳〔时珍曰〕汉时以马乳造为酒，置挏马之官，谓挏撞而成也。挏音同。

【气味】甘，冷，无毒。〔思邈曰〕性冷利。同鱼鲙食，作瘕。

【主治】止渴。治热。别录。作酪，性温，饮之消肉。苏恭。

心已下并用白马者良。

【主治】喜忘。别录。肘后方：治心昏多忘。牛、马、猪、鸡心，干之为末。酒服方寸匕，日三，则闻一知十。〔诜曰〕患痢人食马心，则痞闷加甚。

肺

【主治】寒热，小儿茎痿。〔掌禹锡曰〕小儿无茎萎，疑误。〔时珍曰〕按千金方无小儿二字。

肝

【气味】有大毒〔弘景曰〕马肝及鞍下肉，杀人。〔时珍曰〕按汉武帝云：食肉毋食马肝。又汉武帝云：文成食马肝而死。韦庄云：食马留肝。则其毒可知矣。方家以豉汁、鼠矢解之。

【附方】新一。月水不通心腹滞闷，四肢疼痛。用赤马肝一片炙研，每食前热酒调服一钱。通乃止。圣惠。

肾〔时珍曰〕按熊太古冀越集云：马有墨在肾，牛有黄在胆，造物之所钟也。此亦牛黄、狗宝之类。当有功用。惜乎前人不知，漫记于此以俟。

白马阴茎

【修治】〔藏器曰〕凡收，当取银色无病白马，春月游牝时，力势正强者，生取阴干，百日用。〔敩曰〕用时以铜刀破作七片，将生羊血拌蒸半日，晒干，以粗布拭去皮及干血，剉碎用。

【气味】甘、咸，平，无毒。

【主治】伤中，绝脉阴不起，强志益气，长肌肉肥健，生子。本经。小儿惊痫。本经。益丈夫阴气。〔诜曰〕阴干，同肉苁蓉等分为末，蜜丸梧子大。每空心酒下四十丸，日再。百日见效。〔甄权曰〕主男子阴痿，房中术偏用之。

驹胞衣

【主治】妇人天癸不通。煅存性为末，每服三钱，入麝香少许，空腹新汲水下，不过三服，良。孙氏集效。

眼，白马者，生杀取之

【气味】平，无毒。

【主治】惊痫腹满疟疾。本经。小儿魃病，与母带之。苏恭。

夜眼，在足膝上。马有此能夜行，故名。

【主治】卒死尸厥，龋齿痛。时珍。

【附方】旧一，新二。卒死尸厥用白马前脚夜目二枚，白马尾十四茎，合烧，以苦酒丸如小豆大。白汤灌下二丸，须臾再服，即苏。（肘后）。虫牙龋痛用马夜眼如米大，绵裹纳孔中，有涎吐去，永断根源。或加生附子少许。玉机微义：用马夜眼烧存性敷之，立愈。

牙齿，已下并用白马者良

【气味】甘，平，有小毒。

【主治】小儿马痫。水磨服。别录。烧灰唾和，涂痈疽疔肿，出根效。藏器。

【附方】旧一，新三。肠痈未成马牙烧灰，鸡子白和，涂之。（千金方）。疔肿未破白马齿烧灰，先以针刺破乃封之，用湿面围肿处，醋洗去之，根出大验。（肘后）。赤根疔疮马牙齿捣末，腊猪脂和敷，根即出也。烧灰亦可。（千金方）。虫牙作痛马牙一枚，煅热投醋中，七次，待冷含之，即止。（唐瑶经验方）。

骨

【气味】有毒。

【主治】烧灰和醋，敷小儿头疮及身上疮。孟诜。止邪疟。烧灰和油，敷小儿耳疮、头疮、阴疮、瘭疽有浆如火灼。敷乳头饮儿，止夜啼。时珍。出小品、外台诸方。

【附方】旧一。辟瘟疫气降袋盛马骨佩之，男左女右。（肘后方）。

头骨

【气味】甘，微寒，有小毒。〔韩保昇曰〕大热〔藏器曰〕头骨埋于午地，宜蚕；浸于上流，绝水蜞虫。

【主治】喜眠，令人不睡。烧灰，水服方寸匕，日三夜一。作枕亦良。别录。治齿痛。烧灰，傅头、耳疮。日华。疗马汗气入疮痛肿，烧灰傅之，白汁出，良。时珍。

【附方】新三。胆虚不眠用马头骨灰、乳香各一两，酸枣仁（炒）二两，为末。每服二钱，温酒服。（圣惠）。胆热多眠马头骨灰、铁粉各一两，朱砂半两，龙脑半分，为末，炼蜜丸梧子大。每服三十丸，竹叶汤下。（圣惠方）。臁疮溃烂三四年。马牙匡骨烧研，先以土窖过、小便洗数次，搽之。

胫骨

【气味】甘，寒，无毒。

【主治】煅存性，降阴火，中气不足者用之，可代黄芩、黄连。朱震亨。

悬蹄，赤、白马俱入用。

【气味】甘，平，无毒。〔甄权曰〕热。

【主治】惊邪瘈疭乳难，辟恶气鬼毒，蛊疰不祥。本经。止衄血内漏，龋齿。赤马者治妇人赤崩，白马者治漏下白崩。别录。主癫痫、齿痛。蜀本。疗肠痈，下瘀血，带下，杀虫。又烧灰入盐少许，掺走马疳蚀，甚良。时珍。出钩玄诸方。赤马者辟温疟。孟诜。

【附方】旧四，新五。损伤淤血在腹。用白马蹄烧烟尽，研末。酒服方寸匕，日三夜一，血化为水也。（刘涓子鬼遗方）。妇人血病方同上。五色带下白马左蹄烧灰。酒服方寸匕，日三。（外台）。肠痈腹痛其状两耳轮甲错，腹痛，或绕脐有疮如粟，下脓血。用马蹄灰和鸡子白涂，即拔毒气出。（千金）。虫蚀肛烂见五脏则死。以猪脂和马蹄灰，绵裹导入下部，日数度瘥。（肘后方）。龋齿疼痛削白马蹄塞之，不过三度。千金方。赤秃头疮出脓，昼开夜合。马蹄烧灰，生油调涂。（圣惠方）。小儿夜啼马蹄末，敷乳上饮之。（总录）。辟禳瘟疫以绛囊盛马蹄屑二两佩之，男左女右。（肘后）。

皮

【主治】妇人临产，赤马皮催生，良。孟诜。治小儿赤秃，以赤马皮、白马蹄烧灰，和腊猪脂敷之，良。时珍。出圣惠。鬐毛即鬃也。一名鬣。

【气味】有毒。

【主治】小儿惊痫，女子崩中赤白。别录。〔思邈曰〕赤用赤马，白用白马。烧灰，服止血，涂恶疮。日华。

尾

【主治】女人崩中，小儿客忤。时珍

【发明】〔时珍曰〕马尾，济生方治崩中，十灰散中用之。又延寿书云：刷牙用马尾，令齿疏损。近人多用烧灰揩拭，最腐齿龈。不可不知。

【附方】旧二。小儿客忤小儿中马毒客忤。烧马尾烟于前，每日熏之，瘥乃止。（圣惠方）。腹内蛇症白马尾切，酒服。初服五分一匕，次服三分者一匕，更服二分一匕，不可顿服，杀人。（千金翼）。

脑

【气味】有毒。〔诜曰〕食之令人癫。

【主治】断酒，腊月者温酒服之。孙思邈。

血

【气味】有大毒。〔诜曰〕凡生马血入人肉中，一二日便肿起，连心即死。有人剥马伤手，血入肉，一夜致死。

汗

【气味】有大毒。〔弘景曰〕患疮人，触马汗、马气、马毛、马尿、马屎者，并令加剧。〔诜曰〕马汗入疮，毒攻心欲死者，烧粟秆灰淋汁浸洗，出白沫，乃毒气也。岭南有人用此得力。

【附方】新二。黥刺雕青以白马汗搽上，再以汗调水蛭末涂之。（子和）。饮酒欲断刮马汗，和酒服之。（千金）。

白马溺

【气味】辛，微寒，有毒。
【主治】消渴，破症坚积聚，男子伏梁积疝，妇人瘕积，铜器承饮之。别录。洗头疮白秃，渍恶刺疮，日十次，愈乃止。孟诜。热饮，治反胃杀虫。时珍。
【发明】〔时珍曰〕马尿治症瘕有验。按祖台之志怪云：昔有人与其奴皆患心腹痛病。奴死剖之，得一白鳖，赤眼仍活。以诸药纳口中，终不死。有人乘白马观之。马尿堕鳖而鳖缩。遂以灌之，即化成水。其人乃服白马尿而疾愈。此其征效也。反胃亦有虫积者，故亦能治之。
【附方】旧二，新七。肉症思肉用白马尿三升，饮之。当吐肉出，不出者死。（千金）。食发成瘕咽中如有虫上下是也。白马尿饮之，佳。（千金）。伏梁心积铜器盛白马尿一升，旦旦服之。妙。（小品）。妇人乳肿马尿涂之，立愈。（产宝）。小儿赤疵生身上者。马尿频洗之。（千金）。虫牙疼痛随左右含马溺，不过三五度瘥。千金方。利骨取牙白马尿浸茄科三日，炒为末，点牙即落。或煎巴豆点牙亦落。勿近好牙。（鲍氏）。狐尿刺疮痛甚者。热白马尿渍之。（千金）。痞块心痛僵蚕末二钱，白马尿调服，并敷块上。（摘玄方）。
白马通〔时珍曰〕马屎曰通，牛屎曰洞，猪屎曰零，皆讳其名也。凡屎必达胴肠乃出，故曰通，曰洞。胴，即广肠也。
【气味】微温，无毒。镜源云：马屎煴火，养一切药力。
【主治】止渴，止吐血、下血、鼻衄，金疮止血，妇人崩中，别录。敷顶，止衄。徐之才。绞汁服，治产后诸血气，伤寒时疾当吐下者。藏器。治时行病起合阴阳垂死者，绞汁三合，日夜各二服。又治杖疮、打损伤疮中风作痛者，炒热，包熨五十遍，极效。孟诜。绞汁灌之，治卒中恶死。酒服，治产后寒热闷胀。烧灰水服，治久痢赤白。和猪脂，涂马咬人疮，及马汗入疮，剥死马骨刺伤人，毒攻欲死者。时珍。出小品诸方。

【附方】旧四，新十六。吐血不止烧白马通，以水研，绞汁一升服。（梅师方）。衄血不止录验：用绵裹白马屎塞之。千金：用赤马粪绞汁，饮一二升，并滴鼻内。干者浸水亦可。口鼻出血用赤马粪烧灰，温酒服一钱。（钤方）。久痢赤白马粪一丸烧灰，水服。（肘后方）。卒中恶死吐利不止，不知是何病，不拘大人小儿。马粪一丸，绞汁灌之，干者水煮汁亦可。此扁鹊法也。（肘后）。搅肠沙痛欲死者。用马粪研汁饮之，立愈。（经验方）。小儿卒忤马屎三升烧末，以酒三斗，煮三沸，取汁浴儿。避风。（千金）。小儿躽啼面青腹强，是忤客气。新马粪一团，绞汁灌之。（总录）。伤寒劳复马屎烧末，冷酒服方寸匕，便验。（外台方）。热毒攻肢手足肿痛欲脱。以水煮马屎汁渍之。（外台）。风虫牙痛白马屎汁，随左右含之，不过三口愈，（圣惠）。鼻不闻新马屎汁，仰头含满口，灌入即通。（圣惠）。筋骨伤破以热白马屎傅之，无瘢。（千金）。疔肿伤风作肿。以马屎炒，熨疮上五十遍，极效。（圣惠方）。多年恶疮或痛痒生衅。用马粪并齿同研烂，傅上，不过数次。武丞相在蜀时，胫有疮，痒不可忍，用此而瘥。（兵部手集）。诸疮伤水或伤风寒痛剧。用马屎烧烟熏，令汁出愈。（千金方）。冻指欲堕马粪煮水，渍半日即愈。（千金）。积聚胀满白马粪同蒜捣膏，傅患处，效。活人心统。一切漏疾白马通汁，每服一升，良。（千金）。

屎中粟

【主治】金创，小儿寒热客忤，不能食。苏恭。治小儿胁痛。时珍。千金有马通粟丸。

【附方】旧一。剥马中毒被骨刺破欲死。以马肠中粟屎捣傅，以尿洗之，大效。绞汁饮之亦可。（外台）。

白马头蛆见虫部。

马绊绳

【主治】煎水，洗小儿痫。苏恭烧灰，掺鼻中生疮。时珍。东行马蹄下土〔弘景曰〕作方术，可知女人外情。〔时珍曰〕淮南万毕术云：东行白马蹄下土，合三家井中泥，置人脐下，即卧不能起也。

驴

（《唐本草》）

【释名】〔时珍曰〕驴，胪也。胪，腹前也。马力在膊，驴力在胪也。

【集解】〔时珍曰〕驴，长颊广额，磔耳修尾，夜鸣应更，性善驮负。有褐、黑、白三色，入药以黑者为良，女真、辽东出野驴，似驴而色驳。鬃尾长，骨骼大，食之功与驴同。西土出山驴，有角如羚羊，详羚羊下。东海岛中出海驴，能入水不濡。又有海马、海牛、海猪、海獾等物，其皮皆供用。〔藏器曰〕海驴、海马、海牛皮毛在陆地，皆候风潮则毛起。物性如此。

肉，已下通用乌驴者良

【气味】甘，凉，无毒。〔思邈曰〕酸，平。〔吴瑞曰〕食驴肉，饮荆芥茶，杀人。妊妇食之，难产。同凫茈食，令人筋急。病死者有毒。

【主治】解心烦，止风狂。酿酒，治一切风。日华。主风狂，忧愁不乐，能安心气。同五味煮食，或以汁作粥食。孟诜。补血益气，治远年劳损，煮汁空心饮。疗痔引虫。时珍。野驴肉功同。正要。

【发明】〔宗奭曰〕驴肉食之动风，脂肥尤其，屡试屡验。日华子以为止一切风狂，未可凭也。

头肉

【主治】煮汁，服二三升，治多年消渴，无不瘥者。又以渍曲酝酒服，去大风动摇不休者。孟诜。亦洗头风风屑。日华。同姜齑煮汁日服，治黄疸百药不治者。时珍。出张文仲方。

【附方】旧一。中风头眩心肺浮热，肢软骨疼，语蹇身颤。用乌驴头一枚，如食法，豉汁煮食。（心镜）。

脂

【主治】敷恶疮疥癣及风肿。日华。和酒服三升，治狂癫，不能语，不识人。和乌梅为丸，治多年疟，未发时服三十丸。又生脂和生椒捣熟，绵裹塞耳，治积年聋疾。孟诜。和酒等分服，治卒咳嗽。和盐、涂身体手足风肿。时珍。出千金。

【附方】旧一，新一。滴耳治聋乌驴脂少许，鲫鱼胆一个，生油半两，和匀，纳缕葱管中，七日取滴耳中，日二。（圣惠）。眼中息肉驴脂、白盐等分，和匀，注两目眦头，日三夜，一瘥。（千金方）。

髓

【气味】甘，温，无毒。

【主治】耳聋。时珍。

【附方】新二。多年耳聋重者用三两度。初起者一上便效。用驴前脚胫骨打破。向日中沥出髓，以瓷盒盛收。每用绵点少许入耳内，侧卧候药行。其髓不可多用，以白色者为上，黄色音不堪。又方：驴髓以针砂一合，水二合，浸十日。取清水少许，和髓搅匀，滴少许入耳中。外以方新砖半个烧赤，泼醋，铺磁石末一两在砖上，枕之至晚。如此三度。即通。并普济方。

血

〔时珍曰〕热血，以麻油一盏，和搅去沫，煮熟即成白色。此亦可异，昔无言及者。

【气味】咸，凉，无毒。

【主治】利大小肠，润燥结，下热气。时珍。

乳

【气味】甘，冷利，无毒。〔思邈曰〕酸，寒。

【主治】小儿热急黄等。多服使利。唐本。疗大热，止消渴。孙思邈。小儿热，急惊邪赤痢。萧炳。小儿痫疾，客忤天吊风疾。日华。卒心痛绞结连腰脐者，热服三升。孟诜。蜘蛛咬疮，器盛浸之。蚰蜒及飞虫入耳，滴之当化成水。藏器。频热饮之，治气郁，解小儿热毒，不生痘疹。浸黄连取汁，点风热赤眼。时珍。出千金诸方。

【附方】旧一，新三。心热风痫黑驴乳，暖服三合，日再服。（广利方）。小儿口噤驴乳、猪乳各一升，煎一升五合服。（千金）。重舌出涎方同上。撮口胎风先炙两乳中三壮，后用此方大验。用乌驴乳一合，以东引槐枝（三寸长）十根，火煨，一头出津，拭净，浸乳中。取乳滴口中甚妙。（圣惠方）。

阴茎

【气味】甘，温，无毒。

【主治】强阴壮筋。时珍。

驹衣

【主治】断酒。煅研，酒服方寸匕。外台。

皮

【主治】煎胶食之，治一切风毒，骨节痛，呻吟不止。和酒服更良。孟诜。煎胶食，主鼻洪吐血，肠风血痢，崩中带下。其生皮覆疟疾人，良。日华。详见阿胶。

【附方】旧一，新一。中风㖞僻骨疼烦躁者。用乌驴皮毛，如常治净蒸熟，入豉汁中，和五味煮食。心镜。牛皮风癣生驴皮一块，以朴消腌过，烧灰，油调搽之。名一扫光。（李楼奇方）。

毛

【主治】头中一切风病，用一斤炒黄，投一斗酒中，渍三日。空心细饮令醉，暖卧取汗。明日更饮如前。忌陈仓米、麦面。孟诜。

【附方】新二。小儿客忤剪驴膊上旋毛一弹子大，以乳汁煎饮。（外台）。襁褓中风取驴背前交脊中毛一拇指大，入麝香豆许，以乳汁和，铜器中慢炒为末。乳汁和，灌之。（千金）。

骨【主治】煮汤，浴历节风。孟诜。牝驴骨煮汁服，治多年消渴，极效。时珍。

头骨

【主治】烧灰和油，涂小儿颅解。时珍。

悬蹄

【主治】烧灰，敷痈疽，散脓水。和油，傅小儿解颅。以瘥为度。时珍。

【附方】旧一，新三。肾风下注生疮。用驴蹄二十片（烧灰），密陀僧、轻粉各一钱，麝香半钱，为末，傅之。奇效方。天柱毒疮生脊大椎上，大如钱，赤色，出水。驴蹄二片，胡粉（熬）一分，麝香少许，为末。醋和涂之。干则掺之。圣惠。饮酒穿肠饮酒过度，欲至穿肠者。用驴蹄硬处削下，水煮浓汁，冷饮之。襄州散将乐小蛮，得此方有效。经验方。鬼疟不止用白驴蹄（剉炒）、砒霜各二分，大黄四分，绿豆三分，雄黄一分，朱砂半分，研，蜜丸梧子大。未发平旦冷水服二丸，即止。七日忌油。（肘后）。

溺

【气味】辛，寒，有小毒。

【主治】浸蜘蛛咬疮，良，藏器。治反胃噎病，狂犬咬伤，癣疠恶疮，并多饮取瘥。风虫牙痛，频含漱之，良。时珍。出千金诸方。

【发明】〔震亨曰〕一妇病噎，用四物加驴尿与服，以防其生虫，数十帖而愈。〔时珍曰〕张文仲备急方言：幼年患反胃，每食羹粥诸物，须臾吐出。贞观中，许奉御兄弟及柴、蒋诸名医奉勅调治，竟不能疗。渐疲困，候绝旦夕。忽一卫士云：服驴小便极验。遂服二合，后食止吐一半。晡时再服二合，食粥便定。次日奏知，则宫中五六人患反胃者同服，一时俱瘥。此物稍有毒，服时不可过多。须热饮之。病深者七日当效。后用屡验。

【附方】新三。狐尿刺疮乌驴尿顿热渍之。（千金）。白癜风驴尿、姜汁等分，和匀频洗。（圣济方）。耳聋人中白一分，干地龙一条，为末，以乌驴驹尿一合和匀，瓷器盛之。每滴少许入耳。（圣惠）。

屎

【主治】熬之，熨风肿漏疮。绞汁，主心腹疼痛，诸疰忤，症癖，反胃不止，牙齿痛。治水肿，每服五合良。画体成字者为燥水，用牝驴尿；不成字者为湿水，用驳驴尿。唐本。烧灰吹鼻，止衄甚效。和油，涂恶疮湿癣。时珍。

【附方】新四。卒心气痛驴屎绞汁五合，热服即止。（肘后方）。经水不止及血崩。用黑驴屎烧存性研末，面糊丸梧子大。每空心黄酒下五七十丸，神妙。（龚云林医鉴）。疔疮中风肿痛。用驴屎炒，熨疮上五十遍，极效。（普济方）。小儿眉疮黑驴屎烧研，油调涂，立效。（圣惠方）。

耳垢

【主治】刮取涂蝎螫。崔氏。

尾轴垢

【主治】新久疟无定期者。以水洗汁，和面如弹丸二枚，作烧饼。未发前食一枚，发时食一枚，效。恭。

溺下泥

【主治】敷蜘蛛伤。藏器。

驴槽

【主治】小儿拗哭不止，令三姓妇人抱儿卧之，移时即止，勿令人知。藏器。

【发明】〔时珍曰〕锦囊诗云：系蟹悬门除鬼疾，画驴挂壁止儿啼。言关西人以蟹壳悬之，辟邪疟；江左人画驴倒挂之，止夜啼。与驴槽止哭之义同，皆厌禳法耳。

骡

（《食鉴》）

【释名】〔时珍曰〕骡古文作蠃。从马，从𦝠，谐声。

【集解】〔时珍曰〕骡大于驴而健于马，其力在腰。其后有锁骨不能开，故不孳乳。其类有五：牡驴交马而生者，骡也；牡马交驴而生者，为駃騠（音决题）；牡驴交牛而生者，为馲𩢍（音宅陌）；牡牛交驴而生者，为𩣡𩧯（音谪蒙）；牡牛交马而生者，为駏驉。今俗通呼为骡矣。

肉

【气味】辛、苦，温，有小毒。〔宁源曰〕骡性顽劣，肉不益人，孕妇食之难产。〔时珍曰〕古方未见用骡者，近时小籍时有其方云。按吕氏春秋云：赵简子有白骡甚爱之。其臣阳城胥渠有疾。医云得白骡肝则生，不得则死。简子闻之，曰：杀畜活人，不亦仁乎？乃杀骡取肝与之。胥渠病愈。此亦剪须以救功臣之意，书之于此，以备医案。

蹄

【主治】难产。烧灰，入麝香少许，酒服一钱。普济方。

屎

【主治】打损，诸疮，破伤中风，肿痛。炒焦裹熨之，冷即易。时珍。

驼

（《宋开宝》）

【释名】橐驼汉书。骆驼〔时珍曰〕驼能负囊橐，故名。方音讹为骆驼也。

【集解】〔马志曰〕野驼、家驼生塞北、河西。其脂在两峰内，入药俱可。〔颂曰〕野驼，今惟西北番界有之。家驼，则此中人家蓄养生息者，入药不及野驼。〔时珍曰〕驼状如马，其头似羊，长项垂耳，脚有三节，背有两肉峰如鞍形，有苍、褐、黄、紫数色，其声曰圂，其食亦齝。其性耐寒恶热，故夏至退毛至尽，毛可为毼。其粪烟亦直上如狼烟。其力能负重，可至千斤，日行二三百里。又能知泉源水脉风候。凡伏流人所不知，驼以足踏处即得之。流沙夏多热风，行旅遇之即死，风将至驼必聚鸣，埋口鼻于沙中，人以为验也。其卧而腹不着地，屈足露明者名明驼，最能行远。于阗有风脚驼，其疾如风，日行千里。土番有独峰驼。西域传云：大月氏出一封驼，脊上有一峰隆起若封土，故俗呼为封牛，亦曰犎牛。穆天子传谓之牥牛，尔雅谓之犦牛，岭南徐闻县及海康皆出之。南史云『滑国有两脚驼』，诸家所未闻也。

驼脂即驼峰。脂在峰内，谓之峰子油。入药以野驼者为良。〔宗奭曰〕家驼峰、蹄最精，人多煮熟糟食。

【气味】甘，温，无毒。〔镜源曰〕能柔五金。

【主治】顽痹风瘙，恶疮毒肿死肌，筋皮挛缩，踠损筋骨。火炙摩之，取热气透肉。亦和米粉作煎饼食之，疗痔。开宝。治一切风疾，皮肤痹急，及恶疮肿毒漏烂，并和药傅之。大明。主虚劳风，有冷积者，以烧酒调服之。正要。

【附方】新一。周痹野驼脂炼净一斤，入好酥四两，和匀。每服半匙，加至一匙，日三服。圣济总录。

肉

【气味】甘，温，无毒。

【主治】诸风下气，壮筋骨，润肌肤，主恶疮。大明。

乳

【气味】甘，温，无毒。

【主治】补中益气，壮筋食，令人不饥。正要。

黄

【气味】苦，平，微毒。

【主治】风热惊疾。时珍。

【发明】〔时珍曰〕骆驼黄，似牛黄而不香。戎人以乱牛黄，而功不及之。

毛

【主治】妇人赤白带下，最良。苏恭。颔毛：疗痔，烧灰，酒服方寸匕。时珍。出崔行功纂要。

【附方】新一。阴上疳疮驼绒烧灰，水澄过，入炒黄丹等分为末，搽之即效。龚氏经验方。

屎

【主治】干研嗃鼻，止衄。寇宗奭。烧烟，杀蚊虱。博物志。

阿胶

（《本经》上品）

【释名】傅致胶本经。〔弘景曰〕出东阿，故名阿胶。〔时珍曰〕阿井，在今山东兖州府阳谷县东北六十里，即古之东阿县也。有官舍禁之。郦道元水经注云『东阿有井大如轮，深六七丈，岁常煮胶以贡天府』者，即此也。其井乃济水所注，取井水煮胶，用搅浊水则清。故人服之，下膈疏痰止吐。盖济水清而重，其性趋下，故治淤浊及逆上之痰也。

【集解】〔别录曰〕阿胶出东平郡东阿县，煮牛皮作之。〔弘景曰〕今东都亦能作之。用皮有老少，胶有清浊。熬时须用一片鹿角即成胶，不尔不成也。胶有三种：清而薄者画家用；清而厚者名覆盆胶，入药用；浊而黑者不入药，但可胶物尔。〔颂曰〕今郓州亦能作之，以阿县城北井水作煮者为真。其井官禁，真胶极难得，货者多伪。其胶以乌驴皮得阿井水煎成乃佳尔。今时方家用黄明胶，多是牛皮；本经阿胶，亦用牛皮，是二皮可通用。但今牛皮胶制作不甚精，止可胶物，故不堪入药也。陈藏器言诸胶皆能疗风止泄补虚，而驴皮胶主风为最，此阿胶所以胜诸胶也。〔时珍曰〕凡造诸胶，自十月至二三月间，用𤛓牛、水牛、驴皮者为上，猪、马、骡、驼皮者次之，其旧皮、鞋、履等物者为下。俱取生皮，水浸四五日，洗刮极净。熬煮，时时搅之，恒添水。至烂，滤汁再熬成胶，倾盆内待凝，近盆底者名坌胶，煎胶水以咸苦者为妙。大抵古方所用多是牛皮，后世乃贵驴皮。若伪者皆杂以马皮、旧革、鞍、靴之类，其气浊臭，不堪入药。当以黄透如琥珀色，或光黑如瑿漆者为真。真者不作皮臭，夏月亦不湿软。

【修治】〔弘景曰〕凡用皆火炙之。〔敩曰〕凡用，先以猪脂浸一夜，取出，柳木火上炙燥研用。

〔时珍曰〕今方法或炒成珠，或以面炒，或以酥炙，或以蛤粉炒，或以草灰炒，或酒化成膏，或水化膏，当各从本方。

【气味】甘，平，无毒。〔别录曰〕微温。〔张元素曰〕性平味淡，气味俱薄，浮而升，阳也。入手太阴、足少阴、厥阴经。得火良。薯蓣为之使。畏大黄。

【主治】心腹内崩，劳极洒洒音藓。如疟状，腰腹痛，四肢酸痛，女子下血，安胎。久服，轻身益气。本经丈夫小腹痛，虚劳羸瘦，阴气不足，脚酸不能久立，养肝气。别录。坚筋骨，益气止痢。药性。〔颂曰〕止泄痢，得黄连、蜡尤佳。疗吐血衄血，血淋尿血，肠风下痢。女人血痛血枯，经水不调，无子，崩中带下，胎前产后诸疾。男女一切风病，骨节疼痛，水气浮肿，虚劳咳嗽喘急，肺痿唾脓血，及痈疽肿毒。和血滋阴，除风润燥，化痰清肺，利小便，调大肠，圣药也。时珍。

【发明】〔藏器曰〕诸胶皆主风、止泻、补虚，而驴皮主风为最。〔宗奭曰〕驴皮煎胶，取其发散皮肤之外也。用乌者，取乌色属水，以制热则生风之义，如乌蛇、乌鸦、乌鸡之类皆然。〔时珍曰〕阿胶大要只是补血与液，故能清肺益阴而治诸症。按陈自明云：补虚用牛皮胶，去风用驴皮胶。成无己云：阴不足者补之以味，阿胶之甘以补阴血。〔杨士瀛云〕凡治喘嗽，不论肺虚肺实，可下可温，须用阿胶以安肺润肺。其性和平，为肺经要药。小儿惊风后瞳人不正者，以阿胶倍人参煎服最良。阿胶育神，人参益气也。又痢疾多因伤暑伏热而成，阿胶乃大肠之要药。有热毒留滞者，则能疏导；无热毒留滞者，则能平安。数说足以发明阿胶之蕴矣。

【附方】旧四，新十四。摊缓偏风治摊缓风及诸风，手脚不遂，腰脚无力者。驴皮胶微炙熟。先煮葱豉粥一升，别贮又以水一升，煮香豉二合，去滓入胶，更煮七沸，胶烊如饧，顿服之，乃暖，吃葱豉粥。如此三四剂即止。若冷吃粥，令人呕逆。（广济方）。肺风喘促涎潮眼窜。用透明阿胶切炒，以紫苏、乌梅肉（焙研）等分，水煎服之。（直指）。老人虚秘阿胶（炒）二钱，葱白三根，水煎化，入蜜二匙，温服。胞转淋閟阿胶三两，水二升，煮七合。温服。（千金方）。赤白痢疾黄连阿胶丸：治肠胃气虚，冷热不调，下痢赤白，里急后重，腹痛，小便不利。用阿胶（炒过，水化成膏）一两，黄连三两，茯苓二两，为末，捣丸梧子大。每服五十丸，粟米汤下，日三。（和剂局方）。吐血不止千金翼：用阿胶（炒）二两，蒲黄六合，生地黄三升，水五升，煮三升，分服。经验：治大人、小儿吐血。用阿胶（炒）、蛤粉各一两，辰砂少许，为末。藕节捣汁，入蜜调服。肺损呕血并开胃。有阿胶（炒）三钱，木香一钱，糯米一合半，为末。每服一钱，百沸汤点服，日一。（普济）。大衄不止口耳俱出。用阿胶（炙），蒲黄一两，每服二钱，水一盏，生地黄汁一合，煎至六分，温服。急以帛系两乳。（圣惠）。月水不调阿胶一钱，蛤粉炒成珠，研末，热酒服即安。一方入辰砂末半钱。月水不止阿胶炒焦为末，酒服二钱。（秘韫）。妊娠尿血阿胶炒黄为末，食前粥饮下二钱。（圣惠）。妊娠血痢阿胶二两，酒一升半，煮一升，顿服。妊娠下血不止。阿胶三两炙为末，酒一升半煎化，一服即愈。又方：用阿胶末二两，生地黄半斤捣汁，入清酒三升，绞汁分三服。（梅师方）。妊娠胎动删繁：用阿胶（炙研）二两，香豉一升，葱一升，水三升，煮二物取一升，入胶化服。产宝：胶艾汤：用阿胶（炒）二两，熟艾叶二两，葱白一升，水四升，煮一升半，分温两服。产后虚閟阿胶（炒）、积壳（炒）各一两，滑石二钱半，为末，蜜丸梧子大。每服五十丸，温水下。未通，再服。（和剂局方）。久嗽经年阿胶（炒）、人参各二两，为末。每用三钱，豉汤一盏，葱白少许，煎服，日三次。（圣济总录）。

狮

（《纲目》）

【释名】狻猊音酸倪，尔雅作狻麑。虓许交切。〔时珍曰〕狮为百兽长，故谓之狮。虓，象其声也。梵书谓之僧伽彼。说文云：一名白泽。今考瑞应图，白泽能言语，非狮也。

【集解】〔时珍曰〕狮子出西域诸国。状如虎而小，黄色。亦如金色猱狗，而头大尾长。亦有青色者。铜头铁额，钩爪锯牙，弭耳昂鼻，目光如电，声吼如雷。有髯髯，牡者尾上茸毛大如斗，日走五百里，为毛虫之长。怒则威在齿，喜则威在尾。每一吼则百兽辟易，马皆溺血。尔雅言其食虎豹。虞世南言其拉虎吞貔，裂犀分象。陶九成言其食诸禽兽，以气吹之，羽毛纷落。熊太古言其乳入牛羊马乳中，皆化成水。虽死后虎豹不敢食其肉，蝇不敢集其尾。物理相畏如此。然博物志载：魏武帝至白狼山，见物如狸，跳至狮子头杀之。唐史载：高宗时，伽毗耶国献天铁兽，能擒狮象。则狮虽猛悍，又有制之者也。西域畜之，七日内取其未开目者调习之，若稍长则难驯矣。

屎〔时珍曰〕陶氏注苏合香，误以为狮屎。陈氏正其误，言狮屎极臭，赤黑色。今考补于此。

【主治】服之，破宿血，杀百虫。烧之，去鬼气。藏器。

虎

（《别录》中品）

【释名】乌䖘音徒。左传作於菟，汉书作乌檡。大虫肘后李耳〔时珍曰〕虎，象其声也。魏子才云：其文从虍从几，象其蹲踞之形。从人者非也。扬雄方言云：陈魏之间，谓之李父。江淮南楚之间，谓之李耳，或谓之⿸虍鸟䖘。自关东西谓之伯都。珍按：李耳当作狸儿。盖方音转狸为李，儿为耳也。今南人犹呼虎为猫，即此意也。郭璞谓虎食物，值耳则止，故呼李耳，触其讳；应邵谓南郡李翁化为虎，故呼李耳，皆穿凿不经之言也。尔雅云：虎浅毛曰虦猫（音栈），白虎曰甝（音含），黑虎曰虪（音育），似虎而五指曰貙（音伛），似虎而非真曰彪，似虎而有角曰虒（音嘶）。

【集解】〔颂曰〕虎，本经不载所出，今多山林处皆有之。〔时珍曰〕按格物论云：虎，山兽之君也。状如猫而大如牛，黄质黑章，锯牙钩爪，须健而尖，舌大如掌（生倒刺），项短鼻齆。夜视，一目放光，一目看物。声吼如雷，风从而生，百兽震恐。易通卦验云：立秋虎始啸。仲冬虎始交。或云：月晕时乃交。又云：虎不再交，孕七月而生。又云：虎知冲破，能画地观奇偶以卜食。今人效之，谓之虎卜。虎噬物，随月旬上下而啮其首尾。其搏物，三跃不中则舍之。人死于虎，则为伥鬼，导虎而行。虎食狗则醉，狗乃虎之酒也。闻羊角烟则走，恶其臭也。虎害人、兽，而蝟、鼠能制之，智无大小也。狮、驳、酋耳、黄腰、渠搜能食虎，势无强弱也。抱朴子云：虎五百岁则变白。又海中有虎鲨能变虎，古有貙虎变人、貙人变虎之说，亦自有是理也。

虎骨

【修治】〔颂曰〕虎骨用头及胫骨，色黄者佳。凡虎身数物，俱用雄虎者胜。药箭射杀者，不可入药，其毒浸渍骨血间，能伤人也。〔时珍曰〕凡用虎之诸骨，并捶碎去髓，涂酥或酒或醋，各随方法，炭火炙黄入药。

【气味】辛，微热，无毒。〔之才曰〕平。

【主治】邪恶气，杀鬼疰毒，止惊悸，治恶疮鼠瘘。头骨尤良。别录。治筋骨毒风挛急，屈伸不得，走注疼痛，治尸疰腹痛，伤寒温气，温疟，杀犬咬毒。甄权。杂朱画符，疗邪。头骨作枕，辟恶梦魇。置户上，辟鬼。陶弘景。煮汁浴之，去骨节风毒肿。和醋浸漆，止脚痛肿，胫骨尤良。初生小儿煎汤浴之，辟恶气，去疮疥，惊痫鬼疰，长大无病。孟诜。追风定痛健骨，止久痢脱肛，兽骨哽咽。时珍。

【发明】〔颂曰〕李绛兵部手集，有虎骨酒。治臂胫痛。崔元亮海上方，治腰脚不随，并有虎胫骨酒方。〔宗奭曰〕风从虎者，风，木也；虎，金也。木受金制，焉得不从？故虎啸而风生，自然之道也。所以治风病挛急，屈伸不得，走疰，骨节风毒，癫疾惊痫诸病，皆此义也。〔汪机曰〕虎之强悍，皆赖于胫，虽死而胫犹立不仆，故治脚胫无力用之。〔时珍曰〕虎骨通可用。凡辟邪疰，治惊痫温疟，疮疽头风，当用头骨；治手足诸风，当用胫骨；腰背诸风，当用脊骨，各从其类也。按吴球诸证辨疑云：虎，阴也；风，阳也。虎啸风生，阳出阴藏之义，故其骨能追风定痛。虎之一身筋节气力，皆出前足，故以胫骨为胜。

【附方】旧十，新八。健忘惊悸预知散：用虎骨（酥炙）、白龙骨、远志肉等分为末。生姜汤服，日三服。久则令人聪慧。（永类钤方）。臂胫疼痛虎骨酒治之，不计深浅皆效。用虎胫骨二大两（捣碎炙黄），羚羊角（屑）一大两，新芍药二大两（切）。三物以无灰酒浸之，养至七日，秋冬倍之。每日空腹饮一杯。

若要速服，即以银器物盛，于火炉中暖养二三日，即可服也。（兵部手集）。腰脚不随挛急冷痛。取虎胫骨五六寸，刮去肉膜，涂酥炙黄捣细，绢袋盛之，以瓶盛酒一斗浸之，煻火微温。七日后，任情饮之，当微利便效也。又方：虎腰脊骨一具，前两脚全骨一具，并于石上以斧捶碎，安铁床上，文炭文炙，待脂出则投无灰浓酒中密封，春夏七日，秋冬三七日。任性日饮三度。患十年以上者，不过三剂；七年以下者，一剂必瘥。崔元亮海上方。白虎风痛走注，两膝热肿。用虎胫骨（涂酥炙黄）、黑附子（炮裂去皮）各一两，为末。每服二钱，酒下，日再。（经验良方）。历节痛风虎胫骨（酒炙）三两，没药半两，为末。每服二钱，温酒下，日三服。（圣济总录）。历节走痛百节皆痛不可忍。用虎头骨一具，涂酥炙黄捶碎，绢袋盛，置二斗清酒中，浸五宿。随性饮之，妙。（圣惠方）。筋骨急痛虎骨和通草煮汁，空肚服半升。覆卧，少时汗出为效。切忌热食，损齿。小儿齿生未足不可与食，恐齿不生。（食疗）。休息痢疾经年不愈。取大虫骨黄焦，捣末。饮服方寸匕，日三，取效。（张文仲方）。痔漏脱肛虎胫骨两节，以蜜二两炙赤，捣末，蒸饼丸梧子大。每凌晨温酒下二十丸，取效。（胜金）。肛门凸出虎骨烧末，水服方寸匕，日三。（外台）。汤兽骨哽咽虎骨为末，水服方寸匕。（外台）。恶犬咬伤虎骨刮末，水服方寸匕，并傅之。（小品方）。汤火伤灼虎骨炙焦研敷，神效。龚氏易简方。月蚀疳疮虎头骨二两捣碎，猪脂一斤，熬膏涂之。（神效方）。小儿白秃虎骨末，油调涂之。普济。足疮嵌甲以橘皮汤浸洗，轻剪去甲。以虎骨末敷之，痛即止。（便民图纂）。臁胫烂疮以齑汁洗拭，刮虎骨末敷之。（便民图纂）。

威骨〔藏器曰〕虎有威骨如乙字，长一寸，在胁两傍，破肉取之。尾端亦有，不及胁骨。令人有威，带之临官佳。无官则为人所憎。

肉

【气味】酸，平，无毒。〔宗奭曰〕微咸。〔弘景曰〕俗方言：热食虎肉，坏人齿。〔诜曰〕正月勿食虎，伤神。〔时珍曰〕虎肉作土气，味不甚佳。盐食稍可。

【主治】恶心欲呕，益气力，止多唾。别录。食之治疟，辟三十六种精魅。入山，虎见畏之。孟诜。

【附方】新一。脾胃虚弱恶心不欲饮食。虎肉半斤切，以葱、椒、酱调，炙熟，空心冷食。（寿亲养老方）。

膏

【主治】狗啮疮。别录。纳下部，治五痔下血。孟诜。服之，治反胃。煎消，涂小儿头疮白秃。时珍。

【附方】新一。一切反胃虎脂半斤切，清油一斤，瓦瓶浸一月，密封勿令泄气。每以油一两，入无灰酒一盏，温服，以瘥为度。油尽再添。（寿域神方）。

血

【主治】壮神强志。〔时珍曰〕猎人李次口云：热刺虎之心血饮之，能壮神志。又抱朴子云：三月三日，杀取虎血、鸭血，等分和合，以初生草似胡麻子，取其实合用，可以移形易貌。

肚

【主治】反胃吐食。取生者勿洗存滓秽，新瓦固煅存性，入平胃散末一两和匀。每白汤服三钱，神效。时珍。出保寿堂方。

肾

【主治】瘰疬（时珍曰）千金治瘰疬，雌黄芍药丸中用之。袁达禽虫述云：虎肾悬于腹，象口隐于颐。

胆

【主治】小儿惊痫。藏器。小儿疳痢，神惊不安，研水服之。孟诜。

睛

【修治】（颂曰）虎睛多伪，须自获者乃真。（敩曰）凡使虎睛，须问猎人：有雌有雄，有老有嫩，有杀得者。惟中毒自死者勿用之，能伤人。虎睛，以生羊血浸一宿漉出，微火焙干，捣粉用。（时珍曰）千金治狂邪，有虎睛汤、虎睛丸，并用酒浸炙干用。

【主治】癫疾。别录。疟病，小儿热疾惊悸。孟诜。惊啼，客忤，疳气，镇心安神。日华。明目去翳。时珍。

【附方】旧二，新一。虎睛丸治痫疾发作，涎潮搐搦，时作谵语。虎睛一对（微炒），犀角屑、大黄、远志（去心）各一两，栀子仁半两，为末，炼蜜丸绿豆大。每温酒服二十丸。小儿惊痫掣疭。用虎睛细研，水调灌之，良。（经验方）。小儿夜啼用大虫眼睛一只，为散。以竹沥调少许与吃。（姚和众方）。邪疟时作生虎睛一枚，腊月猪血少许，朱砂、阿魏各一分，为末。端午日取粽尖七枚和，丸黍米大。每绵包一丸，塞耳中，男左女右。（圣惠方）。

虎魄（藏器曰）凡虎夜视，一目放光，一目看物。猎人候而射之，弩箭才及，目光即堕入地，得之如白石者是也。（宗奭曰）陈氏所谓乙骨及目光堕地之说，终不免于诬也。（时珍曰）乙骨之说不为怪。目光之说，亦犹人缢死则魄入于地，随即掘之，状如麸炭之义。按茅亭客话云：猎人杀虎，记其头项之处，月黑掘下尺余方得，状如石子、琥珀。此是虎之精魄沦入地下，故主小儿惊痫之疾。其说甚详。寇氏未达此理耳。

【主治】惊邪，辟恶镇心。藏器。

鼻

【主治】癫疾，小儿惊痫。别录。悬户上，令生男。弘景。〔时珍曰〕按河鱼图云：虎鼻悬门中一年，取熬作屑，与妇饮，便生贵子。勿令人及妇知，知则不验。又云：悬于门上，宜子孙带印绶。此与古者胎教欲见虎豹，皆取其勇壮之义同也。

牙

【主治】丈夫阴疮及疽瘘。孙思邈。杀劳虫，治猘犬伤，发狂。刮末，酒服方寸匕。时珍。

【附方】新一。白虎风痛大虎牙一副（四个），赤足蜈蚣十条（酒浸三日，晒干），天麻二两，乳香、没药各一两，麝香半两，为末。每服二钱，温酒下，一日三服。（圣济总录）。

爪〔颂曰〕爪并指、骨、毛俱可用，以雄虎为胜。

【主治】系小儿臂，辟恶魅。别录。〔时珍曰〕外台辟恶魅，用虎爪、蟹爪、赤朱、雄黄为末，松脂和丸。每正旦焚之。

皮一名皐毗。见庄子。

【主治】疟疾。藏器。辟邪魅。时珍。

【发明】〔时珍曰〕按应劭风俗通云：虎者阳物，百兽之长，能辟鬼魅。今人卒中恶病，烧皮饮之，或系衣服，亦甚验也。起居杂记云：虎豹皮上睡，令人神惊。其毛入疮，有大毒。

须

【主治】齿痛。弘景。酉阳杂俎云：许远齿痛，仙人郑思远拔虎须令插之，痛即愈。

屎

【主治】恶疮。别录。鬼气。藏器。疗瘰疽痔漏。烧研酒服，治兽骨哽。时珍。

【附方】旧一。瘭疽着手、足、肩、背，累累如米起，色白，刮之汁出，愈而复发。虎屎白者，以马屎和之，晒干烧灰粉之。（千金）。

屎中骨

【主治】为屑，治火疮。别录。破伤风。时珍。

【附方】新一。断酒牙屎中骨烧灰，酒服方寸匕，即不饮。（千金方）。

【附录】酋耳瑞应图云：酋耳似虎绝大，不食生物，见虎豹即杀之，太平则至。郭璞云：即驺虞也。白虎黑文，尾长于身。駮山海经云：駮状如马，白身黑尾，一角锯牙，能食虎豹。周书谓之兹白。说苑云：师旷言鹊食猬，猬食骏驭，骏驭食豹，豹食駮，駮食虎。渠搜逸周书云：渠搜，西戎露犬也。能食虎豹。一云犴，胡犬也。能逐虎。黄腰蜀志名黄腰兽。鼬身狸首，长则食母，形虽小而能食虎及牛、鹿也。又孙愐云：㲉（音斛），似豹而小，腰以上黄，以下黑，形类犬，食猕猴名黄腰。鼩鼠见猬下。

豹

（《别录》中品）

【释名】程列子。失刺孙〔时珍曰〕豹性暴，故曰豹。按许氏说文云：豹之脊长，行则脊隆豸豸然，具司杀之形，故字从豸、从勺。王氏字说云：豹性勺物而取，程度而食，故字从勺，又名曰程。列子云：青宁生程，程生马。沈氏笔谈云：秦人谓豹为程，至今延州犹然。东胡谓之失刺孙。

【集解】〔弘景曰〕豹至稀有，入用亦鲜，惟尾可贵。〔恭曰〕阴阳家有豹尾神，车驾卤簿有豹尾车，名可尊重耳。真豹有何可贵？未审陶据奚说？〔颂曰〕今河洛、唐、郢间或有之。然豹有数种：山海经有玄豹；诗有赤豹，尾赤而文黑也；尔雅有白豹，即貘也，毛白而文黑（郭璞注云：貘能食铜铁），与貘同名。不知入药果用何类？古今医方鲜见。〔宗奭曰〕豹毛赤黄，其文黑，如钱而中空，比比相次。又有土豹，毛更无纹，色亦不赤，其形亦小。此各有种，非能变形也。圣人假喻耳。恐医家不知，故书之。〔时珍曰〕豹，辽东及西南诸山时有之。状似虎而小，白面团头，自惜其毛采。其文如钱者，曰金钱豹，宜为裘。如艾叶者，曰艾叶豹，次之。又西域有金线豹，文如金线。海中有水豹，上应箕宿。离虫述云：虎生三子，一为豹。则豹有变者，寇氏未知耳。豹畏蛇与鼩鼠，而狮、駮、渠搜能食之。淮南子云：猬令虎申，蛇令豹止，物有所制也。广志云：狐死首丘，豹死首山。不忘本也。豹胎至美，为八珍之一。

肉

【气味】酸，平，无毒。〔思邈曰〕温，微毒。正月勿食，伤神损寿。

【主治】安五脏，补绝伤，轻身益气，久服利人。别录。壮筋骨，强志气，耐寒暑，令人猛健。日华。

辟鬼魅神邪，宜肾。孙思邈。

【发明】〔诜曰〕豹肉令人志性粗豪，食人便觉，少顷消化乃定。久食亦然。〔宗奭曰〕此兽猛捷过虎，故能安五脏，补绝伤，轻身，壮筋骨也。

脂

【主治】合生发膏，朝涂暮生。孟诜。亦入面脂。时珍。

鼻

【主治】狐魅。同狐鼻，水煮服。藏器。〔时珍曰〕按外台治梦与鬼交及狐狸精魅，载崔氏方中用之。

头骨

【主治】烧灰淋汁，去头风白屑。孟诜。作枕辟邪。时珍。出五行志。

皮〔藏器曰〕不可藉睡，令人神惊。其毛入人疮中，有毒。〔时珍曰〕按林邑记云：广西南界有唼腊虫，食死人尸，不可驱逐。惟以豹皮覆之，则畏而不来。

象

（宋《开宝》）

【释名】〔时珍曰〕许慎说文云：象（字篆文），象耳、牙、鼻、足之形。王安石字说云：象牙感雷而文生，天象感气而文生。故天象亦用此字。南越志云：象闻雷声则牙花暴出，逡巡复没。古语云：犀因望月纹生角，象为闻雷花发牙。伽耶出北户录。

【集解】〔颂曰〕尔雅云：南方之美者，有梁山之犀、象焉。今多出交趾、潮、循诸州。彼人捕得，争食其肉，云肥堪作炙。陈藏器云：象具十二生肖肉，各有分段；惟鼻是其本肉，炙食、糟食更美。又胆不附肝，随月在诸肉间，如正月即在虎肉也。徐铉云：象胆随四时：春在前左足，夏在前右足，秋后左足，冬后右足也。淳化中一象春毙。太宗命取胆不获，使问铉。铉以此对，果得于前左足。世传荆蛮山中亦有野象。然楚、粤之象皆青黑，惟西方拂林、大食诸国，乃多象。樊绰，云南记皆言其事。〔时珍曰〕象出交、广、云南及西域诸国。野象多至成群。番人皆畜以服重，酋长则饰而乘之。有灰、白二色，形体臃肿，面目丑陋。大者身长丈馀，高称之，大六尺许。肉倍数牛，目才若豕。四足如柱，无指而有爪甲。行则先移左足，卧则以臂着地。其头不能俯，其颈不能回，其耳下亸。其鼻大如臂，下垂至地。鼻端甚深，可以开合。中有小肉爪，能拾针芥。食物饮水皆以鼻卷入口，一身之力皆在于鼻，故伤之则死耳。后有穴，薄如鼓皮，刺之亦死。口内有食齿，两吻出两牙夹鼻，雄者长六七尺，雌者才尺余耳。交牝则在水中，以胸相贴，与诸兽不同。许慎云：三年一乳。古训云：五岁始产，六十年骨方足。其性能久识。嗜刍、豆、甘蔗与酒，而畏烟火、狮子、巴蛇。南人杀野象，多设机穽以陷之；或埋象鞋于路，以贯其足。捕生象则以雌象为媒而诱获之，饲而狎之，久则渐解人言。使象奴牧之，制之以钩，左右前后罔不如命也。其皮可作甲鞔鼓，湿时切条，可贯器物。〔甄权曰〕西域重象牙，用饰床座。中国贵之以为笏。象每蜕牙自埋藏之，昆仑诸国人以木牙潜易取焉。〔日华曰〕象蹄底似犀，可作带。

牙真腊风土记云：象牙，杀取者上也，自死者次之，蜕于山中多年者下矣。或谓一岁一换牙者，非也。

【气味】甘，寒，无毒。

【主治】诸铁及杂物入肉，刮牙屑和水敷之，立出。治痫病，刮齿屑，炒黄研末，饮服。开宝。生煮汁服，治小便不通，烧灰饮服，治小便多。日华。诸物刺咽中，磨水服之，亦出，旧梳屑尤佳。苏颂。主风痫惊悸，一切邪魅精物，热疾骨蒸及诸疮，并宜生屑入药。时珍。

【发明】〔时珍曰〕世人知然犀可见水怪，而不知沉象可驱水怪。按周礼·壶涿氏掌水虫。欲杀其神者，以椁木贯象齿而沉之，则其神死而渊为陵。注云：椁木，山榆也。以象齿作十字，贯于木而沉之，则龙、罔象之类死也。又按陶贞白云：凡夏月合药，宜置象牙于傍；合丹灶，以象牙夹灶，得雷声乃能发光。观此，则象之辟邪，又不止于驱怪而已，宜乎其能治心肝惊痫、迷惑邪魅之疾也；而昔人罕解用之，何哉？

【附方】旧二，新四。小便不通胀急者。象牙生煎服之。救急。小便过多象牙烧灰，饮服之。（总录）。痘疹不收象牙屑，铜铫炒黄红色为末。每服七八分或一钱，白水下。（王氏痘疹方）。诸兽骨鲠象牙磨水吞之。永类方。骨刺入肉象牙刮末，以水煮白梅肉调涂，自软。（简要济众）。针箭入肉象牙刮末，水和敷之，即出也。

肉

【气味】甘、淡，平，无毒。

【主治】烧灰，和油涂秃疮。多食，令人体重。开宝。

【发明】〔时珍曰〕按吕氏春秋云：肉之美者，旄象之约。又尔雅翼云：象肉肥脆，少类猪肉，味淡而含滑。则其通小便者，亦淡渗滑窍之义。烧之则从火化，故又能缩小便也。

胆

【修治】〔敩曰〕凡使勿用杂胆。其象胆干了，上有青竹文斑光腻，其味微带甘。入药勿便和众药，须先捣成粉，乃和众药。

【气味】苦，寒，微毒。

【主治】明目治疳。日华。治疮肿，以水化涂之。治口臭，以绵裹少许贴齿根，平旦漱去，数度即瘥。海药。

【发明】〔时珍曰〕象胆明目，能去尘膜也，与熊胆同功。雷敩炮炙论序云『象胆挥粘』是矣。

【附方】新一。内障目翳如偃月，或如枣花。用象胆半两，鲤鱼胆七枚，熊胆一分，牛胆半两，麝香一分，石决明末一两，为末，糊丸绿豆大。每茶下十丸，日二。（总录）。

睛

【主治】目疾，和人乳滴目中。藏器。

皮

【主治】下疳，烧灰和油敷之。又治金疮不合。时珍。

【发明】〔时珍曰〕象肉臃肿，人以斧刃刺之，半日即合。故近时治金疮不合者，用其皮灰。

骨

【主治】解毒。时珍。胸前小横骨，烧灰酒服，令人能浮。开宝。

【附方】新一。象骨散治脾胃虚弱，水谷不消，噫气吞酸，吐食霍乱，泄泻脓血，脐腹疼痛，里急频并，不思饮食诸症。用象骨四两（炒），肉豆蔻（炮）、枳壳（炒）各一两，诃子肉（炮）、甘草各二两，干姜半两（炮），为末。每服三钱，水一盏半，煎至八分，和滓热服，食前，日三次。（宣明方）。

犀

（《本经》中品）

【释名】〔时珍曰〕犀字，篆文象形。其牸名兕，亦曰沙犀。尔雅翼云：兕与牸字音相近，犹羖之为牯也。大抵犀、兕是一物，古人多言兕，后人多言犀，北音多言兕，南音多言犀，为不同耳。详下文。梵书谓犀曰朅伽。

【集解】〔别录曰〕犀出永昌山谷及益州。（永昌，即今滇南也。）〔弘景曰〕今出武陵、交州、宁州诸远山。犀有二角，以额上者为胜。又有通天犀角，上有一白缕，直上至端，夜露不濡，入药至神验。或云此是水犀角，出水中。汉书所谓骇鸡犀者，置米饲鸡，皆惊骇不敢啄；置屋上，乌鸟不敢集。又有牸犀，角甚长，文理似犀，不堪入药。〔恭曰〕牸是雌犀，文理腻细，斑白分明，俗谓之斑犀。服用为上，入药不如雄犀。〔藏器曰〕犀无水陆二种，但以精粗言之。通天者脑上之角，经千岁，长且锐，白星彻端，能出气通天，则能通神、破水、骇鸡，故曰通天。抱朴子言『此犀刻为鱼，衔之入水，水开三尺』是也。〔颂曰〕犀角，今以南海者为上，黔、蜀者次之。犀似水牛，猪首、大腹、卑脚。脚似象，有三蹄。黑色。舌上有刺，好食棘刺。皮上每一孔生三毛，如豕。有一角、二角、三角者。尔雅云：兕似牛，犀似豕。郭璞注云：兕一角，色青，重千斤。犀似水牛，三角：一在顶上，一在额上，一在鼻上。鼻上者食角也（又名奴角），小而不椭。亦有一角者。刘恂岭表录异云：犀有二角：一角额上为兕犀，一在鼻上为胡帽犀。

牯犀亦有二角，皆谓之毛犀，而今人多传一角之说。此数种角俱有粟文，观纹之粗细为贵贱。贵者有通天花文，犀有此角者，必自恶其影，常饮浊水，不照见也。绝品者有百物之形。或云犀之通天者乃其病，理不可知也。角文有倒插者，一半已下通；有正插者，一半已上通；有腰鼓插者，中断不通。其类极多，故波斯呼象牙为白暗，犀角为黑暗，言难识也。犀中最大者堕罗犀，一株重七八斤，云是牯犀额角。其花多作撒豆斑，色深者，堪作带胯，斑散色浅者，可作器皿耳。或云兕乃犀之雌者，亦似水牛而青色，皮坚厚可以为铠，未知的否？唐医吴士皋言：海人取犀，先于山路多植朽木，如猪羊栈。其犀前脚直，常依木而息，烂木忽折，倒仆久不能起，因格杀之。又云：犀每岁一退角，必自埋于山中。海人潜作木角易之，再三不离其处，若直取之，则后藏于别处，不可寻矣。〔李珣曰〕通天犀乃胎时见天上物过，形于角上，故曰通天。但于月下水盆映之则知。按五溪记云：山犀食竹木，其小便即竟日不尽。夷獠以弓矢采之，名曰黔犀。又异物志云：山东海水中有牛，乐闻丝竹。彼人动乐，则牛出听。因而采之。有鼻角、顶角，以鼻角为上。本草止知山犀，未见水犀。〔宗奭曰〕川犀、南犀纹细，乌犀有纹显露，黄犀纹绝少，皆不及西番者，纹高、雨脚显也。物象黄、外黑者正透，物象黑、外黄者为倒透。盖以乌色为正，以形象肖物为贵。既曰通犀，必须文头显著，黄黑分明，有雨脚润滑者为第一。〔时珍曰〕犀出西番、南番、滇南、交州诸处。有山犀、水犀、兕犀三种，又有毛犀似之。山犀居山林，人多得之；水犀出入水中，最为难得。并有二角，鼻角长而额角短。水犀皮有珠甲，而山犀无之。兕犀即犀之牸者，亦曰沙犀，止有一角在顶，文理细腻，斑白分明，不可入药。盖牯角文大，而牸角文细也。洪武初，九真曾贡之，谓之独角犀，是矣。陈藏器谓犀无水陆，郭璞谓犀有三角，苏颂谓毛犀为牯犀，皆出讹传，今并正之。毛犀即旄牛也，见本条。犀角纹如鱼子形，谓之粟纹。纹中有眼，谓之粟眼。黑中有黄花者为正透，黄中有黑花者为倒透，花中复有花者为重透，并名通犀，乃上品也；花如椒豆斑者次之；乌犀纯黑无花者为下品。其通天夜视有光者，名夜明犀，故能通神开水，飞禽走兽见之皆惊。又山海经有白犀，白色；开元遗事有辟寒犀，其色如金，交趾所贡，冬月暖气袭人；白孔六帖有辟暑犀，唐文宗得之，夏月能清暑气；岭表录异有辟尘犀，为簪梳带胯，尘不近身；杜阳编有蠲忿犀，云为带，令人蠲去忿怒，此皆希世之珍，故附见之。

犀角，番名低密。

【修治】〔弘景曰〕入药惟雄犀生者为佳。若犀片及见成器物皆被蒸煮，不堪用。〔颂曰〕凡犀入药有黑白二种，以黑者为胜，角尖又胜。生犀不独未经水火者，盖犀有捕得杀取者为上，蜕角者次之。〔宗奭曰〕鹿取茸，犀取尖，其精锐之力尽在是也。以西番生犀磨服为佳，入汤、散则屑之。〔敩曰〕凡使，勿用奴犀、牸犀、病水犀、挛子犀、无润犀。惟取乌黑肌皱、坼裂光润者，错屑，入臼杵，细研万匝乃用。〔李珣曰〕凡犀角锯成，当以薄纸裹于怀中蒸燥，乘热捣之，应手如粉。故归田录云：翡翠屑金，人气粉犀。

【气味】苦，酸，咸，寒，无毒。〔别录曰〕微寒。〔李珣曰〕大寒，无毒。〔甄权曰〕牯犀角，甘、辛，有小毒。〔张元素曰〕苦、酸、寒，阳中之阴也。入阳明经。〔之才曰〕松脂为之使。恶雷丸、雚菌。〔时珍曰〕升麻为之使。恶乌头、乌喙。〔敩曰〕忌盐，及妊妇勿服，能消胎气。

【主治】百毒蛊疰，邪鬼瘴气，杀钩吻、鸩羽、蛇毒，除邪，不迷惑魇寐。久服轻身。本经。伤寒温疫，头痛寒热，诸毒气。令人骏健。别录。辟中恶毒气，镇心神，解大热，散风毒，治发背痈疽疮肿，化脓作水，疗时疾，热如火，烦，毒入心，狂言妄语。药性。治心烦，止惊，镇肝明目，安五脏，补虚劳，退热消痰，解山瘴溪毒。日华。主风毒攻心，毷氉热闷，赤痢，小儿麸豆，风热惊痫。海药。烧灰水服，治卒中恶心痛，饮食中毒，药毒热毒，筋骨中风，心风烦闷，中风失音，皆瘥。以水磨服，治小儿惊热。山犀、水犀，功用相同。孟诜。磨汁，治吐血、衄血、下血，及伤寒畜血，发狂谵语，发黄发斑，痘疮稠密，内热黑陷，或不结痂，泻肝凉心，清胃解毒。时珍。

【发明】〔时珍曰〕犀角，犀之精灵所聚，足阳明药也。胃为水谷之海，饮食药物必先受之，故犀角能解一切诸毒。五藏六府，皆禀气于胃，风邪热毒，必先干之。故犀角能疗诸血，及惊狂斑痘之症。抱朴子云：犀食百草之毒，及众木之棘，所以能解毒。凡蛊毒之乡，有饮食，以此角搅之，有毒则生白沫，无毒则否。以之煮毒药，则无复毒势也。北户录云：凡中毒箭，以犀角刺疮中，立愈。由犀食百毒棘刺也。昔温峤过武昌牛渚矶，下多怪物。峤然犀角照之，而水族见形。淮南子云：犀角置穴，狐不敢归。则犀之精灵辟邪不惑，于此益可见矣。

【附方】旧六，新七。吐血不止似鹅鸭肝。用生犀角、生桔梗各一两为末。每酒服二钱。（总录）。

中忤中恶鬼气。其症或暮夜登厕，或出郊外，蓦然倒地，厥冷握拳，口鼻出清血，须臾不救，似乎尸厥；但腹不鸣，心腹暖尔。勿移动，令人围绕，烧火打鼓，或烧苏合香、安息香、麝香之类，候醒乃移动。用犀角五钱，麝香、朱砂各二钱五分，为末。每水调二钱服，即效。（华佗方）。卧忽不寤若以火照之则杀人。但唾其面，痛啮其踵及大趾甲际，即活。以犀角为枕，即令不魇。小儿惊痫不知人，嚼舌仰目者。犀角浓磨水服之，立效。为末亦可。（广利方）。痘疮稠密不拘大人小儿。生犀，于涩器中，新汲水磨浓汁，冷饮服之。钱氏小儿方。消毒解热生犀角尖，磨浓汁，频饮之。同上。服药过剂犀角烧末，水服方寸匕。（外台）。中毒烦困方同上。食雉中毒吐下不止。用生犀角末方寸匕，新汲水调服，即瘥。（圣惠方）。蠼螋尿疮状如茱萸，中央白脓，恶寒壮热。磨犀角汁涂之。（千金方）。瘭疽毒疮喜着十指，状如代指，根深至肌，能坏筋骨，毒气入脏杀人。宜烧铁烙之，或炙百壮，日饮犀角汁取瘥。（千金方）。山岚瘴气犀角磨水服之，良。（集简方）。下痢鲜血犀角、地榆、生地黄各一两，为末，炼蜜丸弹子大。每服一丸，水一升，煎五合，去滓温服。（圣惠方）。

鹿

（《本经》中品）

【校正】本经上品，白胶中品。鹿茸，今并为一条。

【释名】斑龙〔时珍曰〕鹿字篆文，象其头、角、身、足之形。尔雅云：鹿，牡曰麚（音加），牝曰麀（音攸），其子曰麛（音迷），绝有力曰麉（音坚）。斑龙名出澹寮方。按乾宁记云：鹿与游龙相戏，必生异角。则鹿得称龙，或以此欤？梵书谓之密利迦罗。

【集解】〔时珍曰〕鹿，处处山林中有之。马身羊尾，头侧而长，高脚而行速。牡者有角，夏至则解，大如小马，黄质白斑，俗称马鹿。牝者无角，小而无斑，毛杂黄白色，俗称麀鹿，孕六月而生子。鹿性淫，一牡常交数牝，谓之聚麀。性喜食龟，能别良草。食则相呼，行则同旅，居则环角外向以防害，卧则口朝尾闾，以通督脉。殷仲堪云：鹿以白色为正。述异记云：鹿千岁为苍，又五百岁为白，又五百岁为玄。玄鹿骨亦黑，为脯食之，可长生也。埤雅云：鹿乃仙兽，自能乐性，六十年心怀琼于角下，角有斑痕紫色如点，行则有涎，不复急走。故曰：鹿戴玉而角斑，鱼怀珠而鳞紫。沈存中笔谈云：北狄有驼鹿，极大而色苍黄，无斑。角大而有文，坚莹如玉。茸亦可用。名苑云：鹿之大者曰麈，群鹿随之，视其尾为准。其尾能辟尘，拂毡则不蠹，置茜帛中，岁久红色不黯也。

鹿茸

【修治】〔别录曰〕四月、五月解角时取，阴干，使时燥。〔恭曰〕鹿茸，夏收之阴干，百不收一，且易臭，惟破之火干大好。〔敩曰〕凡使鹿茸，用黄精自然汁浸两日夜，漉出切焙捣用，免渴人也。又法：以鹿茸锯作片，每五两，用羊脂三两，拌天灵盖末涂之，慢火炙令内外黄脆，以鹿皮裹之，安室中一宿，则药魂归矣。乃慢火焙干，捣末用。〔日华曰〕只用酥炙炒研。〔宗奭曰〕茸上毛，先以酥薄涂匀，于烈焰中灼之，候毛尽微炙。不以酥，则火焰伤茸矣。〔时珍曰〕澹寮、济生诸方，有用酥炙、酒炙，及酒蒸焙用者，当各随本方。

【发明】〔抱朴子曰〕南山多鹿，每一雄游，牝百数至。春羸瘦，入夏惟食菖蒲即肥。当角解之时，其茸甚痛。猎人得之，以索系住取茸，然后毙鹿，鹿之血未散也。〔宗奭曰〕茸最难得，不破及不出却血者，盖其力尽在血中故也。此以如紫茄者为上，名茄子茸，取其难得耳；然此太嫩，血气未具，其实少力。坚者又太老，惟长四五寸，形如分歧马鞍，茸端如玛瑙红玉，破之肌如朽木者最善。人亦将麋茸伪为之，不可不察。按沈存中笔谈云：月令：冬至麋角解，夏至鹿角解。阴阳相反如此，今人以麋、鹿茸作一种者疏矣。或刺麋、鹿血以代茸，云茸亦血，此大误矣。麋茸利补阳，鹿茸利补阴，须佐以他药则有功。凡含血之物，肉差易长，筋次之，骨最难长。故人自胚胎至成人，二十年骨髓方坚。惟麋、鹿角自生至坚，无两月之久，大者至二十余斤。计一日夜须生数两，凡骨之生无速于此。虽草木易生，亦不及之。此骨之至强者，所以能补骨血，坚阳道，益精髓也。头者诸阳之会，上钟于茸角，岂可与凡血为比哉。〔时珍曰〕按熊氏礼记疏云：鹿是山兽，属阳，情淫而游山，夏至得阴气解角，从阳退之象；麋是泽兽，属阴，情淫而游泽，冬至得阳气而解角，从阴退之象也。余见角下。

【气味】甘，温，无毒。〔别录曰〕酸，微温。〔甄权曰〕苦、辛。麻勃为之使。〔诜曰〕鹿茸不可以鼻齅之，中有小白虫，视之不见，入人鼻必为虫颡，药不及也。

【主治】漏下恶血，寒热惊痫，益气强志，生齿不老。本经。疗虚劳，洒洒如疟，羸瘦，四肢酸疼，腰脊痛，小便数利，泄精溺血，破淤血在腹，散石淋痈肿，骨中热疽、养骨，安胎下气，杀鬼精物，久服耐老。不可近丈夫阴，令痿。别录。补男子腰肾虚冷，脚膝无力，夜梦鬼交，精溢自出，女人崩中漏血，赤白带下，炙末，空心酒服方寸匕。甄权。壮筋骨。日华。生精补髓，养血益阳，强筋健骨，治一切虚损，耳聋目暗，眩运虚痢。时珍。

【发明】〔时珍曰〕按澹寮方云：昔西蜀市中，尝有一道人货斑龙丸，一名茸珠丹。每大醉高歌曰：尾闾不禁沧海竭，九转灵丹都漫说。惟有斑龙顶上珠，能补玉堂关下穴。朝野遍传之。其方盖用鹿茸、鹿角胶、鹿角霜也。又戴原礼·证治要诀：治头眩运，甚则屋转眼黑，或如物飞，或见一为二，用茸珠丹甚效。或用鹿茸半两，无灰酒三盏，煎一盏，入麝香少许，温服亦效。云茸生于头，类之相从也。

【附方】旧一，新八。斑龙丸治诸虚。用鹿茸（酥炙，或酒炙亦可）、鹿角胶（炒成珠）、鹿角霜、阳起石（煅红，酒淬）、肉苁蓉（酒浸）、酸枣仁、柏子仁、黄芪（蜜炙）各一两，当归、黑附子（炮）、地黄（九蒸九焙）各八钱，辰朱砂半钱，各为末，酒糊丸梧子大。每空心温酒下五十丸。（澹寮）。鹿茸酒治阳事虚痿，小便频数，面色无光。用嫩鹿茸一两（去毛切片），山药（末）一两，绢袋裹，置酒坛中，七日开瓶，日饮三盏。将茸焙作丸服。（普济方）。肾虚腰痛不能反侧。鹿茸（炙）、免丝子各一两，舶茴香半两，为末，以羊肾二对，去酒煮烂，捣泥和，丸梧子大，阴干。每服三五十丸，温酒下，日三服。（本事方）。精血耗涸面色黧黑，耳聋目昏，口渴腰痛，白浊，上燥下寒，不受峻补者。鹿茸（酒蒸）、当归（酒浸）各一两，焙为末，乌梅肉煮膏捣，丸梧子大。每米饮服五十丸。（济生方）。腰膝疼痛伤败者。鹿茸涂酥炙紫为末，每服酒服一钱。（续十全方）。小便频数鹿茸一对，酥炙为末。每服二钱，温酒下，日三服。（郑氏家传方）。虚痢危困因血气衰弱者。鹿茸酥炙一两为末，入麝香五分，以灯心煮枣肉和，丸梧子大。每空心米饮下三五十丸。（济生方）。饮酒成泄骨立不能食，但饮酒即泄。用嫩鹿茸（酥炙）、肉苁蓉（煨）一两，生麝香五分，为末，陈白米饭丸梧子大。每米饮下五十丸。名香茸丸。（普济方）。室女白带因冲任虚寒者。鹿茸（酒蒸焙）二两，金毛狗脊、白敛各一两，为末，用艾煎醋，打糯米糊，丸梧子大。每温酒下五十丸，日二。（济生）。

角〔颂曰〕七月采角。以鹿年久者，其角更好。煮以为胶，入药弥佳。〔敩曰〕鹿角要黄色紧重尖好者。此鹿食灵草，所以异众鹿也。

【修治】〔诜曰〕凡用鹿角、麋角，并截段错屑，以蜜浸过，微火焙，令小变色，曝干，捣筛为末。或烧飞为丹，服之至妙。以角寸截，泥裹，于器中大火烧一日，如玉粉也。〔时珍曰〕按崔行功纂要方·鹿角粉法：以鹿角寸截，炭火烧过，捣末，水和成团，以绢袋三五重盛之，再煅再和，如此五度，以牛乳和，再烧过研用。

【气味】咸，温，无毒。杜仲为之使。

【主治】恶疮痈肿，逐邪恶气，留血在阴中。除少腹血痛，腰脊痛，折伤恶血，益气。别录。猫鬼中恶。心腹疼痛。苏恭。水磨汁服，治脱精尿血，夜梦鬼交。醋磨汁，涂疮痈肿热毒。火炙热，熨小儿重舌、鹅口疮。日华。蜜炙研末酒服，轻身强骨髓，补阳道绝伤。又治妇人梦与鬼交者，清酒服一撮，即出鬼精。烧灰，治女子胞中余血不尽欲死，以酒服方寸匕，日三，甚妙。孟诜。

【发明】〔时珍曰〕鹿角，生用则散热行血，消肿辟邪；熟用则益肾补虚，强精活血；炼霜熬膏，则专于滋补矣。

【附方】旧十六，新十九。服鹿角法鹿角屑十两，生附子三两（去皮脐），为末。每服二钱，空心温酒下。令人少睡，益气力，通神明。彭祖方。肾消尿数鹿角一具，炙捣筛。温酒每服方寸匕，日二。（外台）。骨虚劳极面肿垢黑，脊痛不能久立。血气衰惫，发落齿枯，甚则喜唾。用鹿角二两，牛膝（酒浸焙）一两半，为末，炼蜜丸梧子大。每服五十丸，空心盐酒下。（济生）。肾虚腰痛如锥刺不能动摇。鹿角屑三两，炒黄研末。空心温酒服方寸匕，日三。（肘后方）。卒腰脊痛不能转侧。鹿角五寸烧赤，投二升酒中，浸一宿饮。（梅师）。妇人腰痛鹿角屑熬黄研，酒服方寸匕，日五六服。（杨氏产乳）。妊娠腰痛鹿角截五寸长，烧赤，投一升酒中。又烧又浸，如此数次，细研。空心酒服方寸匕。（产宝）。产后腹痛血不尽者。鹿角烧研，豉汁服方寸匕，日二。（子母秘录）。妊娠下血不止。鹿角屑、当归各半两，水三盏，煎减半，顿服。不过二服。（普济方）。胎死腹中鹿角屑三寸匕，煮葱豉汤和服，立出。（百一方）。堕胎血淤不下，狂闷寒热。用鹿角屑一两为末，豉汤服一钱，日三。须臾血下。（圣惠方）。胞衣不下鹿角屑三分为末，姜汤调下。产乱。产后血运鹿角一段，烧存性，出火毒，为末。酒调。灌下即醒。（杨拱医方摘要）。妇人白浊滑数虚冷者。鹿角屑炒黄为末，酒服二钱。（妇人良方）。筋骨疼痛鹿角烧存性，为末。酒服一钱，日二。食后喜呕鹿角（烧末）二两，人参一两，为末。姜汤服方寸匕，日三。（肘后方）。小儿哕疾鹿角粉、大豆末等分，相和乳调，涂乳上饮之。（古今录验）。小儿疟疾鹿角生研为末，先发时以乳调一字服。（千金）。小儿滞下赤白者。用鹿角灰、发灰等分，水服三钱，日二。（千金方）。小儿重舌鹿角末涂舌下，日三。（姚和众方）。小儿流涎脾热也。鹿角屑末，米饮服一字。（普济方）。面上皯疱鹿角尖磨浓汁，厚涂之，神效。面上风疮鹿角尖磨酒涂之。（圣惠）。咽喉骨鲠鹿角为末，含之咽津。（斗门方）。蹉跌损伤血淤骨痛。鹿角末，酒服方寸匕，日三。（千金方）。竹木入肉不出者。鹿角烧末，水和涂上，立出。久者不过一夕。（千金方）。蠼螋尿疮鹿角烧末，苦酒调服。（外台）。五色丹毒鹿角烧末，猪脂和敷。（肘后方）。发背初起鹿角烧灰，醋和涂之，日五六易。（千金方）。乳发初起不治杀人。鹿角磨浓汁涂之，并令人嗍去黄水，随手即散。（梅师方）。吹奶掀痛鹿角屑妙黄为末，酒服二钱。仍以梳梳之。（唐氏经验方）。下注脚疮鹿角烧存性，入轻粉同研，油调涂之。（集要）。疖毒肿毒鹿角尖磨浓汁涂之，甚妙。（濒湖方）。痈疽有虫鹿角烧末，苦酒和涂。磨汁亦可。妖魅猫鬼病人不肯言鬼。以鹿角屑捣末，水服方寸匕，即言实也。（录验）。

白胶一名鹿角胶本经。粉名鹿角霜〔甄权曰〕白胶一名黄明胶。〔时珍曰〕正误见黄明胶。

【修治】〔别录曰〕白胶生云中，煮鹿角作之。〔弘景曰〕今人少复煮作，惟合角弓用之。其法：先以米泔汁渍七日令软，煮煎如作阿胶法耳。又一法：剉角令细，入干牛皮一片，即易消烂。不尔，虽百年无一熟也。〔恭曰〕鹿角、麋角，但煮浓汁重煎，即为胶矣，何必使烂？欲求烂亦不难，陶未见耳。〔诜曰〕作胶法：细破寸截，以河水浸七日令软。方煮之。〔敩曰〕采全角锯开，并长三寸，以物盛，于急水中浸一百日取出，刀刮去黄皮，拭净。以硷醋煮七日，旋旋添醋，勿令少歇。戌时不用着火，只从子至戌也。日足，角软如粉。捣烂，每一两入无灰酒一镒，煮成胶，阴干研筛用。〔时珍曰〕今人呼煮烂成粉者，为鹿角霜；取粉熬成胶，或只以浓汁熬成膏者，为鹿角胶。按胡濙卫生方云：以米泔浸鹿角七日令软，入急流水中浸七日，去粗皮，以东流水、桑柴火煮七日，旋旋添水，入醋少许，捣成霜用。其汁，加无灰酒，熬成胶用。又邵以正济急方云：用新角三对，寸截，盛于长流水浸三日，刮净，入楮实子、桑白皮、黄蜡各二两，铁锅中水煮三日夜，不可少停，水少即添汤。日足，取出刮净，晒研为霜。韩悫医通云：以新鹿角寸截，囊盛，于流水中浸七日，以瓦缶入水，桑柴火煮。每一斤，入黄蜡半斤，以壶掩住，水少旋添。其角软，以竹刀刮净，捣为霜用。

【气味】甘，平，无毒。〔别录曰〕温。得火良，畏大黄。

【主治】伤中劳绝，腰痛羸瘦，补中益气。妇人血闭无子，止痛安胎。久服，轻身延年。本经。疗吐血下血，崩中不止，四肢作疼，多汗淋露，折跌伤损。别录。男子肾脏气，气弱劳损，吐血。妇人服之，令有子，安胎去冷，治漏下赤白。药性。炙捣酒服，补虚劳，长肌益髓，令人肥健，悦颜色；又治劳嗽，尿精尿血，疮疡肿毒。时珍。

【发明】〔敩曰〕凡使，鹿角胜于麋角。〔颂曰〕今医家多用麋茸、麋角，云力紧于鹿也。〔时珍曰〕

苏东坡良方云：鹿阳兽，见阴而角解；麋阴兽，见阳而角解。故补阳以鹿角为胜，补阴以麋角为胜。其不同如此，但云鹿胜麋，麋胜鹿，疏矣。按此说与沈存中『鹿茸利补阴，麋茸利补阳』之说相反。以理与功推之，苏说为是。详见茸下。

【附方】旧七，新一。异类有情丸韩氏医通云：此方自制者。凡丈夫中年觉衰，便可服饵。盖鹿乃纯阳，龟、虎属阴，血气有情，各从其类，非金石草木比也。其方用鹿角霜（治法见上）、龟板（酒浸七日，酥炙研）各三两六钱，鹿茸（熏干，酒洗净，酥涂炙，研）虎胫骨（长流水浸七日，蜜涂酥炙）各二两四钱，水火炼蜜，入豮猪脊髓九条捣，丸梧子大。每空心盐汤下五、七、九十丸。如厚味善饮者，加猪胆汁一二合，以寓降火之义。盗汗遗精鹿角霜二两，生龙骨（炒）、牡蛎（煅）各一两，为末，酒糊丸梧子大。每盐汤下四十丸。（普济）。虚劳尿精白胶二两炙为末，酒二升和，温服。（外台）。虚损尿血白胶三两炙，水二升，煮一升四合，分再服。（外台）。小便不禁上热下寒者。鹿角霜为末，酒糊和，丸梧桐子大。每服三四十丸，空心温酒下。（普济）。小便频数鹿角霜、白茯苓等分为末，酒糊丸梧子大。每服三十丸，盐汤下。（梁氏总要）。男子阳虚甚有补益。方同上。汤火灼疮白胶水煎，令稀稠得所，待冷涂之。（斗门方）。

齿

【主治】鼠瘘，留血，心腹痛。不可近丈夫阴。苏恭。

骨

【气味】甘，微热，无毒。

【主治】安胎下气，杀鬼精物，久服耐老，可酒浸服之。孟诜。做酒，主内虚，续绝伤，补骨除风。

思邈。烧灰水服，治小儿注下痢。时珍。

【附方】新一。补益虚羸鹿骨煎：用鹿骨一具，枸杞根二升，各以水一斗，煎汁五升，和匀，共煎五升，日二服。千金。

肉

【气味】甘，温，无毒。〔诜曰〕九月已后，正月已前，堪食。他月不可食，发冷痛。白臆者、豹文者，并不可食。鹿肉脯，炙之不动，及见水而动，或曝之不燥者，并杀人。不可同雉肉、蒲白、鲍鱼、虾食，发恶疮。礼记云：食鹿去胃。

【主治】补中，益气力，强五脏。生者疗中风口僻，割片薄之。别录。华佗云：中风口偏者，以生肉同生椒捣贴，正即除之。补虚瘦弱，调血脉。孟诜。养血生容，治产后风虚邪僻。时珍。外台有鹿肉汤。

【发明】〔思邈曰〕壶居士言鹿性多警烈，能别良草，止食葛花（葛）叶、鹿葱、鹿药、白蒿、水芹、甘草、荠苨、齐头蒿、山苍耳，他草不食，处必山冈，故产则归下泽。飨神用其肉者，以其性烈清净也。凡药饵之人，久食鹿肉，服药必不得力，为其食解毒之草制诸药也。〔弘景曰〕野兽之中，獐、鹿可食生，则不膻腥。又非十二辰属，八卦无主，且温补，于人生死无尤，道家许听为脯过。其余，虽鸡、犬、牛、羊补益，于亡魂有愆责，并不足食。〔宗奭曰〕三礼取鹿腊，亦取此义，且味亦胜他肉。〔时珍曰〕邵氏言：鹿之一身皆益人，或煮，或蒸，或脯，同酒食之良。大抵鹿乃仙兽，纯阳多寿之物，能通督脉，又食良草，故其肉、角有益无损，陶说亦妄耳。

头肉

【气味】平。

【主治】消渴，夜梦鬼物，煎汁服，做胶弥善。苏恭。〔宗奭曰〕头可醇酒，须于作浆时，稍益葱、椒。

【附方】新一。老人消渴鹿头一个，去毛煮烂，和五味。空心食，以汁咽之。鄙事。

蹄肉

【气味】平。

【主治】诸风，脚膝骨中疼痛，不能践地，同豉汁、五味煮食。孙思邈。

脂

【主治】痈肿死肌，温中，四肢不随，头风，通腠理。不可近阴。苏恭。〔时珍曰〕此乃本经麋脂正文，而苏氏以注鹿脂，二脂功或同耶？

【附方】新一。面上皯疱鹿脂涂之，日再。（圣惠方）。

髓炼净入药。

【气味】甘，温，无毒。

【主治】丈夫女子伤中绝脉，筋急痛，咳逆，以酒和，服之良。别录。同蜜煮服，壮阳道，令有子。地黄汁煎膏服，填骨髓，壮筋骨，治呕吐。日华。补阴强阳，生精益髓，润燥泽肌。时珍。

【发明】〔颂曰〕髓可做酒，唐万多有其法。〔时珍曰〕鹿髓，近方稀用者。删繁方治肺虚毛悴，酥髓汤用之。御药院方滋补药，用其脊髓和酒熬膏丸药，甚为有理。白飞霞医通云：取鹿脑及诸骨髓炼成膏，每一两，加炼蜜二两炼匀，瓷器密收，用和滋补丸药剂甚妙。凡腰痛属肾虚寒者，以和古方摩腰膏，姜汁化一粒擦肾堂，则暖气透入丹田如火，大补元阳。此法甚佳，人鲜知之。

【附方】新一。鹿髓煎治肺痿咳嗽，伤中脉绝。用鹿髓、生地黄汁各七合，酥、蜜各一两，杏仁、桃仁各三两（去皮炒，酒一升，同捣取汁），先煎杏仁、桃仁、地黄汁减半，入三味煎如稀饧。每含一匙，咽下，日三。圣惠。

脑

【主治】入面脂，令人悦泽。苏颂。刺入肉内不出，以脑敷之，燥即易，半日当出。深师。

精

【主治】补虚羸劳损。时珍。

【发明】〔韩悉曰〕王师授予鹿峻丸方云：鹿禀纯阳，而峻者，天地初分之气，牝牡相感之精也。医书称鹿茸、角、血、髓大有补益，而此峻则入神矣。其法：用初生牡鹿三五只，苑囿驯养。每日以人参煎汤，同一切草药，任其饮食。久之，以硫黄细末和入，从少至多，燥则渐减，周而复始。大约三年之内，一旦毛脱筋露，气盛阳极。却以牝鹿隔苑诱之，欲交不得，则精泄于外；或令其一交，即设法取其精，瓦器收之，香黏如饧，是为峻也。用和鹿角霜一味为丸，空心盐酒下，大起胎羸、虚瘵危疾。凡服滋补丸药，用此入炼蜜和剂绝妙。〔时珍曰〕按老子云：骨弱筋柔而握固，未知牝牡之合而峻作者，精之至也。峻音子催切，赤子阴也。今作鹿精之名，亦未为稳。

血

【主治】阴痿，补虚，止腰痛、鼻衄，折伤，狂犬伤。苏恭。和酒服，治肺痿吐血，及崩中带下。日华。

诸气痛欲危者，饮之立愈。汪颖。大补虚损，益精血，解痘毒、药毒。时珍。

【发明】〔颂曰〕近世有服鹿血酒者。云得于射生者，因采捕入山失道，数日饥渴将委顿。惟获一生鹿，刺血数升饮之，饥渴顿除。及归，遂觉血气充盛异人。有效而服之者，刺鹿头角间血，酒和饮之更佳。〔时珍曰〕近世韩飞霞补益方有斑龙宴法，孙氏解痘毒有阴阳二血丸，皆古所未知者。而沈存中又以刺血代茸为非，亦一说也。

【附方】新三。斑龙丸用驯养牡鹿一二只，每日以人参一两煎水与饮，将滓拌土产草料米豆，以时喂之，勿杂他水草。百日之外，露筋可用矣。宴法：夜前减其食，次早空心。将布缚鹿于床，首低尾昂。令有力者抱定前足，有角者执定角，无角者以木囊头拘之，使头不动。用三棱针刺其眼之大眦前毛孔，名天池穴。以银管长三寸许插向鼻梁，坐定，咂其血，饮药酒数杯。再咂再饮，以醉为度。鼻中流出者，亦可接和酒饮。饮毕避风，行升降工夫，为一宴也。用生肌药敷鹿穴，养之。月可一度，一鹿可用六七年。不拘男女老少，服之终身无疾而寿，乃仙家服食丹方二十四品之一也。药酒以八珍散加沉香、木香煮之。阴阳二血丸治小儿痘疮，未出者稀，已出者减。用鹿血、兔血（各以青纸盛，置灰上，晒干）、乳香、没药各一两，雄黄、黄连各五钱，朱砂、麝香各一钱，为末，炼蜜丸绿豆大。每服十丸，空心酒下。儿小者减之。（孙氏集效方）。鼻血时作干鹿血炒枯，将酒浮熏二三次，仍用酒浮半杯和服之。

肾

【气味】甘，平，无毒。

【主治】补肾气。别录。补中，安五脏，壮阳气，作酒及煮粥食之。日华。

【附方】旧一。肾虚耳聋用鹿肾一对，去脂膜切，以豉汁入粳米二合煮粥食。亦可作羹。（圣惠方）。

胆

【气味】苦，寒，无毒。

【主治】消肿散毒。时珍。

筋

【主治】劳损续绝。苏恭。尘沙眯目者，嚼烂挼入目中，则黏出。时珍。

【附方】旧一。骨鲠鹿筋渍软，搓索令紧，大如弹丸。持筋端吞至鲠处，徐徐引之，鲠着筋出。（外台）。

靥

【主治】气瘿，以酒渍，炙干，再浸酒中，含咽汁，味尽更易，十具乃愈。深师。

皮

【主治】一切漏疮，烧灰和猪脂纳之，日五六易，愈乃止。时珍。

粪

【主治】经日不产，干、湿各三钱，研末，姜汤服，立效。经验。

胎粪

【主治】解诸毒。〔时珍曰〕按范晔后汉书云：冉駹夷出鹿，食药草，其胎中麑粪，可疗毒也。

麋

（《本经》下品）

【释名】〔时珍曰〕陆佃云：麋喜音声。班固云：麋性淫迷。则麋之名义取乎此。尔雅云：牡曰麔（音咎），牡曰䴢（音辰），其子曰䴠（音夭）。

【集解】〔别录曰〕麋生南山山谷及淮海边。十月取之。〔弘景曰〕今海陵间最多。千百为群，多牝少牡。〔时珍曰〕麋，鹿属也。牡者有角。鹿喜山而属阳，故夏至解角；麋喜泽而属阴，故冬至解角。麋似鹿而色青黑，大如小牛，肉蹄，目下有二窍为夜目。故淮南子云：孕女见麋而子四目也。博物志云：南方麋千百为群，食泽草，践处成泥，名曰麋畯，人因耕获之。其鹿所息处，谓之鹿场也。今猎人多不分别，往往以麋为鹿，牡者犹可以角退为辨，牝者通目为麀鹿矣。

麋脂一名宫脂本经〔时珍曰〕别录言十月取脂，炼过收用；而周礼冬献狼，夏献麋。注云：狼膏聚，麋膏散。聚则温，散则凉，以顺时也。

【气味】辛，温，无毒。忌桃李，畏大黄。

【主治】痈肿、恶疮、死肌，寒热风寒，温痹，四肢拘缓不收，风头肿气，通腠理。本经。柔皮肤，不可近阴，令痿。别录。治少年气盛，面生疮疱，化脂涂之。时珍。

【正误】〔弘景曰〕人言麋一牡辄交十余牝，交毕即死。其脂堕地，经年，人得之名曰遁脂，酒服至良。夫麋性乃尔淫快，不应痿人阴。一方言不可近阴，令阴不痿，此乃有理。〔恭曰〕游牝毕即死者，虚传也。遍问山泽人，无此说。

肉

【气味】甘，温，无毒。〔诜曰〕多食令人弱房，发脚气。妊妇食之，令子目病。〔弘景曰〕不可合猪肉、雉肉食，发痼疾。合虾及生菜、梅、李食，损男子精气。

【主治】益气补中，治腰脚。孟诜。补五脏不足气。禹锡。

【发明】〔时珍曰〕按陆农师云：鹿以阳为体，其肉食之燠；麋以阴为体，其肉食之寒。观此，则别录麋脂令人阴痿，孟诜言多食肉令人弱房，及角、肉不同功之说，亦此意也。

茸

【修治】与鹿茸同。

【气味】甘，温，无毒。

【主治】阴虚劳损，一切血病，筋骨腰膝酸痛，滋阴益肾。时珍。

麋角

【修治】〔敩曰〕麋角以顶根上有黄毛若金线，兼旁生小尖，色苍白者为上。〔诜曰〕凡用麋角，可五寸截之，中破，炙黄为末，入药。〔时珍曰〕麋鹿茸角，今人罕能分别。陈自明以小者为鹿茸，大者为麋茸，亦臆见也。不若亲视其采取时为有准也。造麋角胶、麋角霜，并与鹿角胶、鹿角霜同法。又集灵方云：用麋角一双，水浸七日，刮去皮，错屑。以银瓶盛牛乳浸一日，乳耗再加，至不耗乃止。用油纸密封瓶口。别用大麦铺锅中三寸，上安瓶，再以麦四周填满。入水浸一伏时，水耗旋加，待屑软如面取出，焙研成霜用。

【气味】甘，热，无毒。

【主治】风痹，止血，益气力。别录。刮屑熬香，酒服，大益人。弘景。出彭祖传中。酒服，补虚劳，添精益髓，益血脉，暖腰膝，壮阳悦色，疗风气，偏治丈夫。日华。作粉常服，治丈夫冷气及风，筋骨疼痛。若卒心痛，一服立瘥。浆水磨泥涂面，令人光华，赤白如玉可爱。孟诜。滋阴养血，功与茸同。时珍。

【发明】〔诜曰〕麋角常服，大益阳道，不知何因与肉功不同也。煎胶与鹿角胶同功，茸亦胜鹿茸，仙方甚重之。〔恭曰〕麋茸功力胜鹿茸，角煮胶亦胜白胶。详见鹿茸、鹿角下。〔日华曰〕麋角属阴，故治腰膝不仁，补一切血病也。〔时珍曰〕鹿之茸角补阳，右肾精气不足者宜之；麋之茸角补阴，左肾血液不足者宜之。此乃千古之微秘，前人方法虽具，而理未发出，故论者纷纭。又杨氏家藏方，治虚损有二至丸，两角并用。但其药性过温，止宜于阳虚寒湿血痹者耳，于左肾无与焉。孙思邈千金方言：麋角丸凡一百一十方，惟容成子羔所服者，特出众方之外，子羔服之羽化。今观其方，比二至丸似可常服，并集于下。

【附方】新五。麋角丸补心神，安脏腑，填骨髓，理腰脚，能久立，聪耳明目，发白更黑，貌老还少。凡麋角，取当年新角连脑顶者为上，看角根有斫痕处，亦堪用。蜕角根下平者，不堪。取角五具，或四具、三具、二具、一具为一剂。去尖一大寸，即角长七八寸，取势截断，量把镑得。即于长流水中，以竹器盛悬浸十宿。如无长流水处，即于净盆中满着水浸，每夜易换。软即将出，削去皱皮，以利镑镑取白处，至心即止。以清粟米泔浸两宿，初经一宿即干，握沥去旧水，置新绢上曝干，择去恶物粗骨皮及镑不匀者。以无灰美酒于大瓷器中浸，经两宿，其药及酒俱入净釜中。初用武火煮一食久，后以文火微煎，如蟹目沸。以柳木篦徐徐搅，不得住手，时时添酒，以成煎为度。煎时皆须平旦下手，不得经宿。仍看屑如稀胶，即以牛乳五升，酥一片，以次渐下后项药。仍以麋角一条，炙令黄为末，与诸药同制之。槟榔、通草、秦艽、肉苁蓉、人参、兔丝子（酒浸两宿，别捣晒干）、甘草各一两，右捣为末。将胶再煎一食顷，似稀稠粥即止火。少时投诸药末相和，稠黏堪作丸，即以新器盛贮，以众手一时丸如梧子大。如黏手，着少酥涂手。其服饵之法：空腹以酒下之，初服三十丸，日加一丸，加至五十丸为度，日二服。至一百日内，忌房室。服经一月，腹内诸疾自相驱逐，有微利勿怪。渐后多泄气能食。患气者，加枳实、青木香各一两。服至二百日，面皱光泽。一年，齿落更生，强记，身轻若风，日行数百里。二年，令人肥饱少食；七十已上服之，却成后生。三年，肠作筋髓，预见未明。四年，常饱不食，自见仙人。三十下服之不辍，颜一定而不变。修合时须在净室中，勿令阴人、鸡、犬、孝子等见。妇人服之尤佳。如饮酒食面，口干眼涩内热者，即服三黄丸微利之。如此一度发动以后，方始调畅也。（千金）。二至丸补虚损，生精血，去风湿，壮筋骨。用鹿角镑细，以真酥一两，无灰酒一升，慢火炒干，取四两；麋角镑细，以真酥二两，米醋一升煮干，慢火炒干，取半两；苍耳子（酒浸一宿，焙）半斤，山药、白茯苓、黄芪（蜜炙）各四两，当归（酒浸，焙）五两，肉苁蓉（酒浸，焙）、远志（去心）、人参、沉香各二两，熟附子一两，通为末，酒煮糯米糊丸梧子大。每服五十丸，温酒，盐汤任下，日二服。（杨氏家藏方）。麋角丸治五痿，皮缓毛瘁，血脉枯槁，肌肤薄着，筋骨羸弱，饮食不美，四肢无力，爪枯发落，眼昏唇燥。用麋角屑一斤（酒浸一宿），大附子（生，去皮脐）一两半，熟地黄四两，用大麦米二升，以一半藉底，以一半在上，以二布巾隔覆，炊一日，取出药、麦，各焙为末。以浸药酒，添清酒煮麦粉为糊和，杵三千下，丸如梧子大。每服五十丸，食前用温酒或米汤送下，日三服。一方只用麋角（镑屑，酥炒黄色）五两，熟附子末半两，酒糊丸服。麋角霜丸补元脏，驻颜色。用麋角一副，水浸七日，刮去皱皮，镑为屑，盛在一银瓶内，以牛乳汁浸一日，常令乳高二寸，如乳耗更添，直候不耗，用油单纸重密封瓶口，别用大麦一斗，安别甑内，约厚三寸，上安麋角瓶，更用大麦周围填实，露瓶口，不住火蒸一复时，如锅内水耗，即旋添热汤，须频看角屑粉烂如面，即住火取出，用细筛子漉去乳，焙干，每料八两，附子（炮裂去皮）、干山药各三两，右为末，蒸枣肉和，丸如梧子大。每服十五丸至二十丸，空心用温盐酒送下。炼蜜丸亦可。（总录）。麋角丸彭祖云：使人丁壮不老，房室不劳损，气力颜色不衰者，莫过麋角。其法：刮为末十两，用生附子一枚合之，雀卵和丸，日服二十丸，温酒下，二十日大效。亦可单熬为末酒服，亦令人不老，但性缓不及附子者。（彭祖服食经）。

骨

【主治】虚劳，至良。煮汁酿酒饮，令人肥白，美颜色。禹锡。

皮

【主治】作靴、袜，除脚气。孟诜。

猫

（《蜀本草》）

【释名】家狸〔时珍曰〕猫，苗、茅二音，其名自呼。陆佃云：鼠害苗而猫捕之，故字从苗。礼记所谓迎猫，为其食田鼠也。亦通。格古论云：一名乌圆。或谓蒙贵即猫，非矣。

【集解】〔时珍曰〕猫，捕鼠小兽也，处处畜之。有黄、黑、白、驳数色，狸身而虎面，柔毛而利齿。以尾长腰短，目如金银，及上颚多棱者为良。或云：其睛可定时：子、午、卯、酉如一线，寅、申、巳、亥如满月，辰、戌、丑、未如枣核也。其鼻端常冷，惟夏至一日则暖。性畏寒而不畏暑，能画地卜食，随月旬上下啮鼠首尾，皆与虎同，阴类之相符如此。其孕也两月而生，一乳数子，恒有自食之者。俗传牝猫无牡，但以竹帚扫背数次则孕。或用斗覆猫于灶前，以刷帚头击斗，祝灶神而求之亦孕。此与以鸡子祝灶而抱雏者相同，俱理之不可推者也。猫有病，以乌药水灌之，甚良。世传薄荷醉猫，死猫引竹，物类相感然耳。

肉

【气味】甘、酸，温，无毒。

【主治】劳疰、鼠瘘、蛊毒。

【发明】〔时珍曰〕本草以猫、狸为一类注解。然狸肉入食，猫肉不佳，亦不入食品，故用之者稀。胡瑛易简方云：凡预防蛊毒，自少食猫肉，则蛊不能害。此亦隋书所谓猫鬼野道之蛊乎？肘后治鼠瘘核肿，或已溃出脓血者，取猫肉如常作羹，空心食之，云不传之法也。昔人皆以瘰子为鼠涎毒所致。此乃淮南子狸头治癙及鼠啮人疮。又云狐目狸脑，鼠去其穴。皆取相制之义耳。

头骨

【气味】甘，温，无毒。

【主治】鬼疰蛊毒，心腹痛，杀虫治疳，及痘疮变黑，瘰疬鼠瘘恶疮。时珍。

【发明】〔时珍曰〕古方多用狸，今人多用猫，虽是二种，性气相同，故可通用。孙氏治痘疮倒黡，用人、猫、猪、犬四头骨，方见人类。

【附方】新九。心下鳖瘕用黑猫头一枚烧灰，酒服方寸匕，日三。（寿域）。痰齁发喘猫头骨烧灰，酒服三钱，便止。（医学正传）。猫鬼野道病，歌哭不自由。腊月死猫头烧灰，水服一钱匕，日二。（千金方）。多年瘰疬不愈。用猫头、蝙蝠各一个，俱撒上黑豆，同烧存性，为末掺之。干则油调。内服五香连翘汤，取效。（集要）。走马牙疳黑猫头烧灰，酒服方寸匕。（寿域方）。小儿阴疮猫头骨烧灰，傅之即愈。鼠咬疮痛猫头烧灰，油调敷之，以瘥为度。（赵氏方）。收敛痈疽猫头一个煅研，鸡子十个煮熟去白，以黄煎出油，入白蜡少许，调灰敷之，外以膏护住，神妙。（医方摘要）。对口毒疮猫头骨烧存性，研。每服三五钱，酒服。（吴球便民食疗方）。

脑纸上阴干。

【主治】瘰疬鼠瘘溃烂，同莽草等分为末，纳孔中。时珍。出千金。

眼睛

【主治】瘰疬鼠瘘，烧灰，井华水服方寸匕，日三。出外台。

牙

【主治】小儿痘疮倒靥欲死，同人牙、猪牙、犬牙烧炭，等分研末，蜜水服一字，即便发起。时珍。

【发明】〔时珍曰〕痘疮归肾则变黑。凡牙皆肾之标，能入肾发毒也。内有猫牙，又能解毒，而热症亦可用云。

舌

【主治】瘰疬鼠瘘，生晒研敷。千金。

涎

【主治】瘰疬，刺破涂之。时珍。

肝

【主治】劳瘵杀虫，取黑猫肝一具，生晒研末，每朔、望五更酒调服之。时珍。出直指。

皮毛

【主治】瘰疬诸瘘，痈疽溃烂。时珍。

【附方】新六。乳痈溃烂见内者。猫儿腹下毛，坩埚内煅存性，入轻粉少许，油调封之。（济生秘览）。瘰疬鼠瘘以石菖蒲生研盒之，微破，以猫儿皮连毛烧灰，用香油调傅。内服白敛末，酒下，多多为上。仍以生白敛捣烂，入酒少许，傅之，效。（证治要诀）。鬓边生疖猫颈上毛、猪颈上毛各一把，鼠屎一粒，烧研，油调傅之。（寿域）。鬼舐头疮猫儿毛烧灰，膏和傅之。（千金）。鼻擦破伤猫儿头上毛剪碎，唾黏傅之。（卫生易简）。鼠咬成疮猫毛烧灰，入麝香少许，唾和封之。猫须亦可。（救急易方）。

尿以姜或蒜擦牙、鼻，或生葱纴鼻中，即遗出。

【主治】蜒蚰诸虫入耳，滴入即出。时珍。出儒门事亲。

屎

【修治】腊月采干者，泥固，烧存性，收用。

【主治】痘疮倒陷不发，瘰疬溃烂，恶疮蛊疰，蝎螫鼠咬。时珍。痘靥有无价散，见人类。烧灰水服，治寒热鬼疟，发无期度者，极验。蜀本草。

【附方】旧一，新七。小儿疟疾乌猫屎一钱，桃仁七枚，同煎，服一盏立瘥。（温居士方）。腰脚锥痛支腿者。猫儿屎烧灰，唾津调，涂之。（永类钤方）。蛊疰腹痛雄猫屎烧灰，水服。（外台）。瘰疬溃烂腊月猫屎，以阴阳瓦合，盐泥固济，煅过研末，油调搽之。（儒门事亲）。鬼舐头秃猫儿屎烧灰，腊猪脂和，傅之。（千金）。鼠咬成疮猫屎揉之，即愈。（寿域方）。蝎螫作痛猫儿屎涂之，三五次即瘥。（心镜）。齁哮痰咳猫粪烧灰，砂糖汤服一钱。（叶氏摘玄）。

山獭

（《纲目》）

【集解】〔时珍曰〕山獭出广之宜州嵠峒及南丹州，土人号为插翘。其性淫毒，山中有此物，凡牝兽皆避去，獭无偶则抱木而枯。瑶女春时成群入山，以采物为事。獭闻妇人气，必跃来抱之，次骨而入，牢不可脱，因扼杀之。负归，取其阴一枚，直金一两，若得抱木死者尤奇贵。峒獠甚珍重之，私货出界者罪至死。然本地亦不常有，方士多以鼠璞、猴胎伪之。试之之法，但令妇人摩手极热，取置掌心，以气呵之，即趯然而动，盖阴气所感也。此说出范石糊虞衡志、周草窗齐东野语中，而不载其形状，亦缺文也。

阴茎

【气味】甘，热，无毒。

【主治】阳虚阴痿，精寒而清者，酒磨少许服之。獠人以为补助要药。时珍。

骨

【主治】解药箭毒，研少许敷之，立消。时珍。

第十七卷 人部

头垢

（《别录》）

【释名】梳上者名曰百齿霜〔弘景曰〕术云，头垢浮针，以肥腻故耳。今当用悦泽人者，其垢可丸也。

【气味】咸，苦，温，有毒。

【主治】淋闭不通。别录。疗噎疾，酸浆煎膏用之，立愈。又治劳复。弘景。中蛊毒、蕈毒，米饮或酒化下，并取吐为度。大明。

【附方】旧九，新十五。天行劳复含头垢枣核大一枚，良。（类要）。预防劳复伤寒初愈，欲令不劳复者，头垢烧研，水丸梧子大，饮服一丸。（外台秘要）。头身俱痛烦闷者。头垢豆许，水服。囊盛蒸豆，熨之。（肘后）。小儿霍乱梳垢，水服少许。小儿哭疰方同上。百邪鬼魅方同上。并千金。妇人吹乳百齿霜，以无根水丸梧子大。每服三丸，食后屋上倒流水下，随左右暖卧，取汗甚效。或以胡椒七粒，同百齿霜和丸，热酒下，得汗立愈。（卫生宝鉴）。妇人乳疖酒下梳垢五丸，即退消。妇人足疮经年不愈，名裙风疮。用男子头垢，桐油调作隔纸膏，贴之。并简便。臁胫生疮头垢、枯矾研匀，猪胆调傅。（寿域方）。下疳湿疮蚕茧盛头垢，再以一茧合定，煅红，出火毒研，搽。（杨氏）。小儿紧唇头垢涂之。（肘后方）。菜毒脯毒由野菜、诸脯肉、马肝、马肉毒。以头垢枣核大，含之咽汁，能起死人。或白汤下亦可。（小品方）。犬咬自死肉毒故头巾中垢一钱，热水服，取吐。猘犬毒人头垢、猬皮等分烧灰，水服一杯。口噤者灌之。犬咬人疮重发者。以头垢少许纳疮中，用热牛屎封之。诸蛇毒人梳垢一团，尿和傅之。仍炙梳出汗，熨之。并千金方。蜈蚣螫人头垢、苦参末，酒调傅之。箧中。蜂虿螫人头垢封之。虫蚁螫人同上，并集简。竹木刺肉不出。头垢涂之，即出。刘涓子。飞丝入目头上白屑少许，揩之即出。物类相感志。赤目肿痛头垢一芥子，纳入取泪。（摘玄方）。噎吐酸浆浆水煎头垢豆许，服一杯效。（普济方）。

耳塞

（《日华》）

【释名】耳垢纲目。脑膏日华。泥丸脂（时珍曰）修真指南云：肾气从脾右畔上入于耳，化为耳塞。耳者，肾之窍也。肾气通则无塞，塞则气不通，故谓之塞。

【气味】咸、苦，温，有毒。

【主治】颠狂鬼神及嗜酒。大明。蛇、虫、蜈蚣螫者，涂之良。时珍。

【附方】新六。蛇虫螫伤人耳垢、蚯蚓屎，和涂，出尽黄水，立愈。（寿域方）。破伤中风用病人耳中膜，并刮爪甲上末，唾调，涂疮口，立效。（儒门事亲方）。抓疮伤水肿痛难忍者。以耳垢封之，一夕水尽出而愈。郑师甫云：余常病此，一丐传此方。疔疽恶疮生人脑（即耳塞也）、盐泥等分，研匀，以蒲公英汁和作小饼封之，大有效。（圣惠）。一切目疾耳塞晒干。每以粟许，夜夜点之。（圣惠方）。小儿夜啼惊热。用人耳塞、石莲心、人参各五分，乳香二分，灯花一字，丹砂一分，为末。每薄荷汤下五分。（普济）。

爪甲

（《纲目》）

【释名】筋退（时珍曰）爪甲者，筋之余，胆之外候也。灵枢经云：肝应爪，爪厚色黄者胆厚，爪薄色红者胆薄；爪坚色青者胆急，爪软色赤者胆缓；爪直色白者胆直，爪恶色黑者胆结。

【气味】甘、咸，无毒。

【主治】鼻衄，细刮嗃之，立愈众人甲亦可。宗奭。催生，下胞衣，利小便，治尿血，及阴阳易病，破伤中风，去目翳。时珍。怀妊妇人爪甲：取末点目，去翳障。藏器。

【附方】旧三，新二十。斩三尸法太上玄科云：常以庚辰日去手爪，甲午日去足爪。每年七月十六日将爪甲烧灰，和水服之。三尸九虫皆灭，名曰斩三尸。一云：甲寅日三尸游两手，剪去手爪甲；甲午日三尸游两足，剪去足爪甲。消除脚气每寅日割手足甲，少侵肉，去脚气。（外台秘要）。破伤中风手足十指甲，香油炒研，热酒调，呷服之，汗出便好。普济：治破伤风，手足颤掉，搐摇不已。用人手足指甲烧存性六钱，姜制南星、独活、丹砂各二钱，为末。分作二服，酒下，立效。阴阳易病用手足爪甲二十片，中衣裆一片，烧灰。分三服，温酒下。男用女，女用男。小儿腹胀父母指爪烧，傅乳上饮之。（千金）。小便转胞自取爪甲，烧灰水服。男女淋疾同上。并肘后。小便尿血人指甲半钱，头发一钱半，烧研末。每服一钱，空心温酒下。（圣济录）。妊娠尿血取夫爪甲烧灰，酒服。（千金方）。胞衣不下取本妇手足爪甲，烧灰酒服。即令有力妇人抱起，将竹筒于胸前赶下。（圣惠）。诸痔肿痛蚕茧内入男子指甲充满，外用童子顶发缠裹，烧存性，研末，蜜调傅之。仍日日吞牛胆制过槐子，甚效。（万表积善堂方）。针刺入肉凡针折入肉，及竹木刺者。刮人指甲末，用酸枣捣烂，涂之。次日定出。（圣惠方）。飞丝入目刮爪甲末，同津液点之，其丝自聚拔出也。危氏得效方。物入目中左手爪甲，刀刮屑末，灯草蘸点翳上，三次即出也。癍痘生翳一切目疾并以木贼擦取爪甲末，同朱砂末等分，研匀，以露水搜，丸芥子大。每以一粒点入目内。（圣惠）。目生花翳刀刮爪甲细末，和乳点之。（集简方）。目生珠管手爪甲（烧灰）、贝齿（烧灰）、龙骨各半两为末。每用少许，点珠管上，日点三四次。（圣惠方）。积年泻血百药不效。用人指甲（炒焦）、麝香各二钱半，干姜（炮）三两，白矾（枯过）、败皮巾（烧灰）各一两，为末。每粥饮一钱，日二服。（圣济总录）。鼻出衄血刀刮指甲细末，吹之即止，试验。（简便方）。

牙齿

（《日华》）

【释名】〔时珍曰〕两旁曰牙，当中曰齿。肾主骨，齿者骨之余也。女子七月齿生，七岁齿龀，三七肾气平而真牙生，七七肾气衰，齿槁发素。男子八月齿生，八岁齿龆，三八肾气平而真牙生，五八肾气衰，齿槁发堕。钱乙云：小儿变蒸蜕齿，如花之易苗。不及三十二齿者，由蒸之不及其数也。

【气味】甘、咸，热，有毒。

【主治】除劳治疟，蛊毒气。入药烧用。藏器。治乳痈未溃，痘疮倒黡。时珍。

【发明】〔时珍曰〕近世用人牙治痘疮陷伏，称为神品；然一概用之，贻害不浅。夫齿者，肾之标，骨之余也。痘疮则毒自肾出，方长之际，外为风寒秽气所冒，腠理闭塞，血涩不行，毒不能出，或变黑倒黡。

宜用此物，以酒、麝达之，窜入肾经，发出毒气，使热令复行，而疮自红活，盖劫剂也。若伏毒在心，昏冒不省人事，及气虚色白，痒塌不能作脓，热痱紫泡之症，止宜解毒补虚。苟误用此，则郁闷声哑，反成不救，可不慎哉？高武痘疹管见云：左仲恕言变黑归肾者，宜用人牙散。夫既归肾矣，人牙岂能复治之乎？

【附方】旧一，新七。痘疮倒黡钱氏小儿方：用人牙烧存性，入麝香少许，温酒服半钱。闻人规痘疹论云：人牙散：治痘疮方出，风寒外袭，或变黑，或青紫，此倒黡也。宜温肌发散，使热气复行而斑自出。用人齿脱落者，不拘多少，瓦罐固济，煅过出火毒，研末。出不快而黑陷者，猪猪血调下一钱；因服凉药，血涩倒陷者，入麝香，温酒服之，其效如神。无价散：用人牙、猫牙、猪牙、犬牙等分，火煅研末，蜜水调服一字。乳痈未溃人牙齿烧研，酥调贴之。（肘后方）。五般聤耳出脓血水。人牙烧存性，麝香少许，为末吹之。名佛牙散。（普济方）。漏疮恶疮干水生肌。用人牙灰、油发灰、雄鸡内金灰，各等分为末，入麝香、轻粉少许，油调傅之。（直指方）。阴疽不发头凹沉黯，不疼无热，服内补散不起。必用人牙（煅过）、穿山甲（炙）各一分，为末。分作两服，用当归、麻黄煎酒下。外以姜汁和面傅之。又方：川乌头、硫黄、人牙（煅过）为末，酒服亦妙。（杨仁斋直指方）。

乳汁

（《别录》）

【释名】奶汁纲目。仙人酒（〔时珍曰〕乳者化之信，故字从孚、化（省文）也。方家隐其名，谓之仙人酒、生人血、白朱砂，种种名色。盖乳乃阴血所化，生于脾胃，摄于冲任。未受孕则下为月水，既受孕则留而养胎，已产则赤变为白，上为乳汁，此造化玄微，自然之妙也。邪术家乃以童女娇揉取乳，及造『反经为乳』诸说，巧立名谓，以弄贪愚。此皆妖人所为，王法所诛，君子当斥之可也。凡入药并取首生男儿，无病妇人之乳，白而稠者佳。若色黄赤清而腥秽如涎者，并不可用。有孕之乳，谓之忌奶，小儿饮之吐泻，成疳魃之病，最为有毒也。

【气味】甘、咸，平，无毒。〔大明曰〕凉。

【主治】补五脏，令人肥白悦泽。疗目赤痛多泪，解独肝牛肉毒，合浓豉汁服之，神效。别录。和雀屎，去目中努肉。苏恭。益气，治瘦悴，悦皮肤，润毛发，点眼止泪。大明。

【发明】〔弘景曰〕汉·张苍年老无齿，妻妾百数，常服人乳，故年百岁余，身肥如瓠。〔宗奭曰〕人乳汁治目之功多，何也？人心生血，肝藏血，肝受血则能视。盖水入于经，其血乃成。又曰上则为乳汁，下则为月水，故知乳汁则血也。用以点眼，岂不相宜？血为阴，故性冷。脏寒人，如乳饼酥酪之类，不可多食。虽曰牛羊乳，然亦不出乎阴阳之造化耳。老人患口疮不能食，但饮人热乳甚良。〔时珍曰〕人乳无定性。其人和平，饮食冲淡，其乳必平；其人暴躁，饮酒食辛，或有火病，其乳必热。凡服乳，须热饮。若晒曝为粉，入药尤佳。南史载：宋·何尚之积年劳病，饮妇人乳而瘥。又言：穰城老人年二百四十岁，惟饮曾孙妇乳也。按白飞霞医通云：服人乳，大能益心气，补脑髓，止消渴，治风火证，养老尤宜。每用一吸，即以纸塞鼻孔，按唇贴齿而漱，乳与口津相和，然后以鼻内引上吸，使气由明堂入脑，方可徐徐咽下，如此五七吸为一度。不漱而吸，何异饮酪？止于肠胃而已。

【附方】旧三，新十二。服乳歌仙家酒，仙家酒，两个壶卢盛一斗。五行酿出真醍醐，不离人间处处有。

丹田若是干涸时，咽下重楼润枯朽。清晨能饮一升余，返老还童天地久。虚损劳瘵德生丹：用无病妇人乳三酒杯，将瓷碟晒极热，置乳于中，次入麝香末少许，木香末二分，调匀服；后饮浓茶一酒盏，即阳败。次日服接命丹（接命丹：用乳三酒杯，如前晒碟盛人乳，并人胞末一具调服），服毕面、膝俱赤，如醉思睡，只以白粥少少养之。（集简方）。虚损风疾接命丹：治男妇气血衰弱，痰火上升，虚损之症；又治中风不语，左瘫右缓，手足疼痛，动履不便，饮食少进诸症。用人乳二杯，香甜白者为佳，以好梨汁一杯和匀，银石器内顿滚滚。每日五更一服，能消痰补虚，生血延寿。此乃以人补人，其妙无加。（摄生众妙方）。中风不语舌根强硬。三年陈酱五合，人乳汁五合，相和研，以生布绞汁。随时少少与服，良久当语。（圣惠方）。卒不得语人乳半合，美酒半升，和服。（范汪方）。失音不语人乳、竹沥各二合，温服。（摘玄）。月经不通日饮人乳三合。（千金方）。眼热赤肿人乳半合，古铜钱十文，铜器中磨令变色，稀稠成煎，瓶收，日点数次。或以乳浸黄连，蒸热洗之。（圣惠方）。初生不尿人乳四合，葱白一寸，煎滚，分作四服，即利。（刘涓子鬼遗方）。初生吐乳人乳二合，籧篨篾少许，盐二粟大，同煎沸，入牛黄粟许，与服。刘涓子鬼遗方。痈脓不出人乳和面傅之，比晓脓尽出。不可近手。（千金方）。臁胫生疮人乳、桐油等分，和匀。以鹅翎扫涂，神效。（摘玄）。啖蛇牛毒牛啖蛇者，毛发向后，其肉杀人。但饮人乳汁一升，立愈。（金匮要略）。中牛马毒人乳饮之良。（千金）。百虫入耳人乳滴之即出。（圣惠方）。

口津唾

（《纲目》）

【释名】灵液纲目。神水纲目。金浆纲目。醴泉〔时珍曰〕人舌下有四窍：两窍通心气，两窍通肾液。心气流入舌下为神水，肾液流入舌下为灵液。道家谓之金浆玉醴。溢为醴泉，聚为华池，散为津液，降为甘露，所以灌溉脏腑，润泽肢体。故修养家咽津纳气，谓之清水灌灵根。人能终日不唾，则精气常留，颜色不槁；若久唾，则损精气，成肺病，皮肤枯涸。故曰远唾不如近唾，近唾不如不唾。人有病，则心肾不交，肾水不上，故津液干而真气耗也。秦越人难经云：肾主五液。入肝为泪，入肺为涕，入脾为涎，入心为汗，自入为唾也。

【气味】甘、咸，平，无毒。

【主治】疮肿、疥癣、皶疱，五更未语者，频涂擦之。又明目退翳，消肿解毒，辟邪，粉水银。时珍。

【发明】〔时珍曰〕唾津，乃人之精气所化。人能每旦漱口擦齿，以津洗目，及常时以舌舐拇指甲，揩目，久久令人光明不昏。又能退翳，凡人有云翳，但每日令人以舌舐数次，久则真气熏及，自然毒散翳退也。范东阳方云：凡人魇死，不得叫呼，但痛咬脚跟及拇指甲际，多唾其面，徐徐唤之，自省也。按黄震日抄云：晋时南阳宗定伯夜遇鬼，问之。答曰：我新死鬼也。问其所恶。曰：不喜唾耳。急待之，化为羊。恐其变化，因大唾之，卖得千钱。乃知鬼真畏唾也。

【附方】新四。代指肿痛以唾和白硇砂，搜面作碗子，盛唾令满，著硇末少许，以指浸之，一日即瘥。（千金方）。手足发疣以白粱米粉，铁铛炒赤，研末，以众人唾和，傅厚一寸，即消。（肘后方）。腋下狐气用自己唾擦腋下数过，以指甲去其垢，用热水洗手数遍，如此十余日则愈。毒蛇螫伤急以小便洗去血，随取口中唾，频频涂之。（杨拱医方摘要）。

眼泪

（《纲目》）

【集解】〔时珍曰〕泪者肝之液。五脏六腑津液皆上渗于目。凡悲哀笑咳，则火激于中，心系急而脏腑皆摇；摇则宗脉感而液道开，津上溢，故涕泣出焉。正如甑上水滴之意也。

【气味】咸，有毒。凡母哭泣堕子目，令子伤睛生翳。时珍。